內經呼吸養生法

《黃帝內經》的內涵與實用

湛若水——著

【暢銷紀念版】

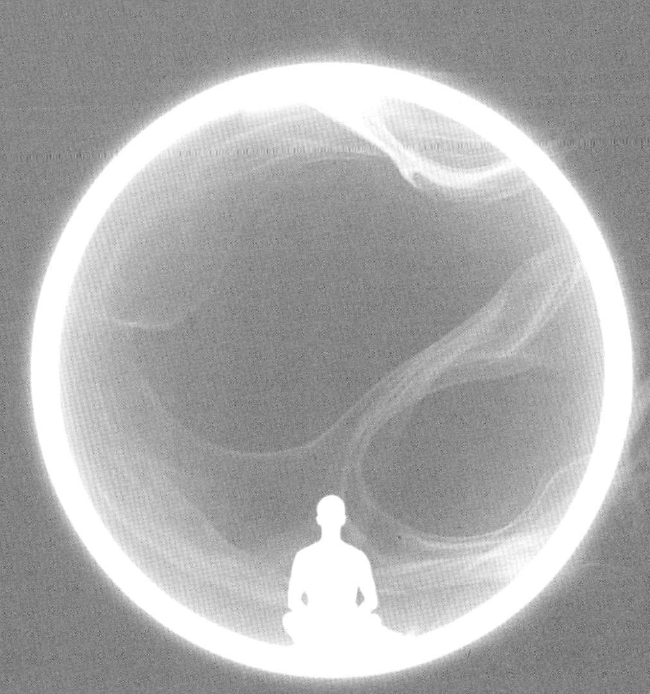

〈推薦序〉

性命雙修，圓滿人生

梅門一炁流行養生學苑創辦人　李鳳山師父

湛若水老師以其修煉氣功數十載之豐富經驗，引導讀者認識我們古聖之中醫寶典《黃帝內經》，深入淺出的銜接了古人之智慧與現代生活，幫助大家落實鍛鍊，保健身體，其用心甚為可貴。

誠如湛老師所言，《黃帝內經》內容深奧，現代科學還不見得能窺其全貌與真髓。許多人從生理層面來研究這部寶典，論說不一；然而，我從修行領域來感受，《黃帝內經》講的不外乎是天地君親師的道理——天講陰陽，地講剛柔，君講仁義，親講倫理，師講模範；從生理的領域到人的修養領域皆涵蓋其中。我們在養生的追求上，除了效法大自然的陰陽協調、剛柔並濟之外，在心境上要培養仁義精神，於是，不管養生或修性，都明白什麼該親近，什麼不該親近，以及親近之程度。況且

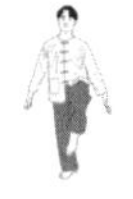

一個真正懂養生的人，自然會成為他人的老師；既為人師，更要處處謹慎，以免誤人子弟。

養生之理乃中國老祖宗向大自然所習得之智慧結晶，自古到今，無數人透過自身的鍛鍊累積經驗，代代傳承，我們今日有幸學得其中一二，應抱持「不敢得而得」之心境，好好珍惜鍛鍊。然而，鍛鍊除了注重身體進展，更要注意心境發展。如果一個人練功卻不重修養，到最後仗力炫耀，甚或欺人，豈非與土匪無異？古人講究口傳心授，不隨便教人練功，有其道理。古云：「凡人講休息，聖者講修養，仙人講修煉。」有些人盲修瞎練一輩子，還不如明白的師父一句話。

我們鍛鍊身心，不管練什麼，首重規律。若是東一頭、西一頭，最後必暈了頭，始終無法深入功法精髓。鍛鍊時，除了注意身體外在的動態，更要傾聽身體內在的動向。每種功法的效用因人而異，不能制式化，我們要去感受自己是否暢快，若有任何不適或窒礙，一定要請教老師。練功非一蹴可幾，要長期鍛鍊，所以功不可不練，不練不能長進，但亦不可貪功，貪功無法持久。我們要隨時檢視自己是否有所長進，但不能光想身體的轉變，要注意身心是否相互提升。就像有些人練到身體愈來愈乾淨，吃到葷濁皆有反應，這時如果心境上沒有相對的慈悲胸懷，身體的境界終究會遭遇瓶頸而退步。

修養的境界一定講究性命雙修，身體與心理如沒有相對提升，就算練一輩子，也許到老一場空！就像有些人不懂得運動的原理，動多了反而容易受傷害。我們追求養生，當然不希望疲於奔命，愈練愈退。希望大家用心體會，從本書中勘透其理，真正做到性命雙修，福慧雙全！

中華民國九十八年五月二十日

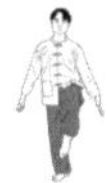

〈推薦序〉

愛好氣功者都應閱讀的一本好書

中華民國科學氣功學會榮譽理事長　吳長新教授

若水先生寫的《內經呼吸養生法》個人有幸先睹為快，詳讀數遍，心有戚戚焉！對於古文的理解暨氣功臨床都有很深的體會，才能夠將中華古醫學的經典看得透澈。

個人長期以來認為，要復興中華文化，首先必須具備古文的閱讀能力。因為傳統文化幾乎全是古文記述，如果無法閱讀，如何瞭解其意？當然就無從復興了！

為什麼傳統文化的「典籍」，是我們傳承、復興、發揚文化的根基？因為這是古人的心血結晶。古時人文單純、自然，雜務少，窮畢生精力專注研究，餐星宿月、身體力行，生活在大自然中，四季變化，風吹草生，與天地接近。直接生活在大自然中，最能體悟宇宙、天地與人身的自然本體；不似現代人類科技發達、雜務繁忙，事事物物，不僅背離自然，甚至竭力與自然相隔離。

再者，古醫書典籍，多是言簡意賅，但艱澀難懂，且為先人殫精竭慮的心血結晶，屬經驗醫學。若看不懂古文，加上醫學臨床與基本醫理不足時，閱讀古籍就如天書，似懂非懂，似是而非，不得其門而入，這也是長期以來中醫藥學無法在社會積極發展的障礙。

因此個人認為，從小奠立文言文的閱讀能力，確是復興中華文化的不二法門。早些年，個人創編了台灣中小學古文詩詞教學法，受到教育界肯定，並獲李登輝先生頒獎表揚。

若水先生早年出身師範學校，對古文的理解，造詣頗高，再加上長年研究教學的具體臨床經驗，才能將古醫典籍《內經》的精髓，清晰剖析。

《內經》是《黃帝內經》的簡稱，素問、靈樞是它的兩大部分，成書年代約在戰國至西漢的五百年間，立論的基礎是「易理陰陽、天人相應」，以天地為大宇宙，人身為小宇宙，人應天地、宇宙運行，順之則生、背之則死，全篇以氣為貫穿，藉由「呼吸吐納」而成就養生之根本。《內經》的精神，是易理陰陽，易理即是天地間自然的生活法則。若能對易理的精神多加瞭解，更能窮究天地之奧祕。

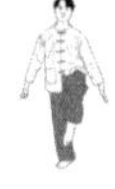

《內經呼吸養生法》全書將呼吸養生的精髓結合現代醫學的臨床經驗，將人的一生由出生開始、隨著年歲的增長而順應天時變化必然產生的現象，以相逆的方法延緩生命機體的衰老，用宇宙能量氣的呼吸吐納，強化身體臟腑經絡的新陳代謝，以達疏經活絡、強身健體、延年益壽的目標。

在「自序」中還看到了若水先生提出現實社會氣功教學必須的三個基本條件：

一、簡單易學，在家可自我習練。

二、安全性高，自我習練不會產生傷害。

三、要有彈性，能夠適合年齡長幼、體能強弱之需要，彈性調整。

這與本人長期以來的教功理念頗相符合，個人認為「人人皆能成為氣功大師」，但必須瞭解氣功的醫學理論，學習正確的功法、手法，如此就不會受傷了。還要循序漸進，因個人的體能、年齡而練功，絕不勉強。最重要的是持之以恆，才能達到祛病強身、延年益壽的目標。

若水先生在《內經呼吸養生法》一書擷取《內經》精髓，並多所闡述，個人以為確是愛好氣功者都應閱讀的一本好書。樂為之序！

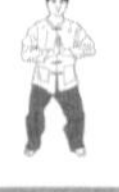

〈推薦序〉

服氣療病的現代實用版

旅居德國針灸教授 楊騰峰 醫師

中國古代氣功之一的吐納（又稱調息、調氣、練氣、食氣），首載於《黃帝內經》，道家醫者融會《周易》「坎（水）離（火）」理念把它發揮到臻善。說到氣功，其實我是門外漢，如何修練就更別提了。但是因為氣功與中醫針灸經絡學說有十分密切的關係，換句話說，中醫理論是針灸與氣功的基礎，而經絡學說更是針灸和氣功的共同核心理論及其保健作用的基礎；針灸與氣功也同樣依賴人體內部經絡的立體有機結構及其功能，以發揮作用，並同樣以循經感傳（得氣）等方式反映體現出來的。

古代稱「氣功」為舞、吐納、修身、正心、參禪、止觀、服氣、導引、按蹺、煉丹等。這些早在《尚書・虞書》、《呂氏春秋・古樂》等中就已有記載了。歷代氣

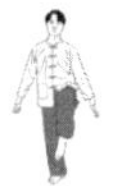

功大師都十分強調「身、心、息、精、氣、神」的修煉，也十分重視自我領悟、自我修煉、自我調整等，實際上與現代免疫學的認識和理論相當近似。

從針灸與免疫學的研究實驗中，我想也可以探討氣功與免疫相關的問題，這是符合邏輯和科學的。不可否認的，經絡是氣功作用的基礎，同時，經絡感傳也是氣功作用的體現。近代認知神經科學領域廣泛研究「事件相關電位」（EPR），表明其中有的成分被認為是內源性事件相關電位，是意識的窗口。又有實驗報告指出，氣功「入靜」可以如針灸誘發循經感傳，提高感傳的出現率，並貫通十二經脈及奇經八脈，使機體經絡中的氣機暢通，達到調節陰陽的平衡作用（駱永珍《針灸與免疫》）。以上實驗報告表明，通過氣功加強行氣，促使經絡感傳，達到機體陰陽平衡，這種作用正與針灸一樣能影響人體免疫系統，對經絡—神經內分泌免疫網絡的調節，起著有效的促進作用。

湛若水先生的大作《內經呼吸養生法》無異是（梁）陶弘景《養性延命錄》中「服氣療病篇」的翻版。立論精湛，易學易練，是養生保健法中最經濟實惠的大法，若能勤修恆練，肯定會有一定的效應。

〈推薦序〉

你也可以輕鬆安全的練炁

成功大學電機系 羅錦興 教授

《黃帝內經》是中國第一本醫學典籍，總結秦漢（含）以前的醫學研究，藉黃帝之名，採問答的編撰方式，包羅各科醫學，開啟東方醫學和生理學的端倪。直到西方醫學百花齊放的今日，雖然潘朵拉的盒子即將打開，但卻無法探究東方醫學的奧祕，那就是「炁」在人體的生理循環。

自從《氣的原理》一書揭開練氣的程序之後，可惜缺少的是練炁方法。由於炁功五花八門，良劣不齊，運動傷害頻傳，令普羅大眾雖躍躍欲試，卻苦無拿捏下手之處，有如入寶山反怕被護寶之火所傷，令人頗覺遺憾。

湛老師替炁功找到源頭，那就是《內經》，就是中國醫學。從醫學出發，引述古今中、西醫的醫學原理及名師和名言，相互對照，讓大眾瞭解練炁的生理原理，再

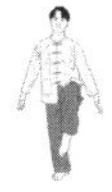

介紹簡單的三招練炁方法，引動大眾的興趣，實為推廣東方醫學的大推手。

各位務必細讀本書和《氣的原理》，再參照本人著作《樂活人生的放鬆功法》，您會發現練炁輕鬆安全很多。

「炁」是要去體會的，不是用說的，只要您小心翼翼地去體會「炁」，您就會為自己開啟健康的一道門，知「道」行「道」且與中醫接軌，成為中醫的愛用者和推手。東方醫學的振興需要大家的幫忙，有了本書作者的大推手，還需要普羅大眾的小推手，合力推進，才能盡速恢復東方醫學。

希望共同推動東方醫學落實於普羅大眾，減少吃藥打針，有如道家「能嬰兒乎」的返老還童，還汝赤子之心；一生健健康康，有如《內經》所言「能形與神俱而盡終其天年，度百歲而去」，瀟灑人間走一回。

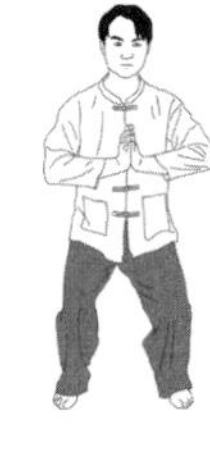

目錄

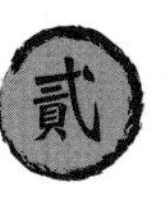

呼吸的奧祕 057

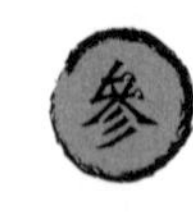

陰陽能量的層次與效應 115

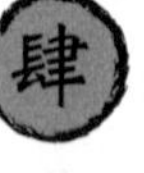

增強身體的自我防衛 141

伍 養生三招 167

結語 213

〈作者序〉

讓你懂得自療自癒，掌握自己的健康

兩千多年來，《黃帝內經》不但是中醫理論的寶典，而且其中天人合一、陰陽平衡、順應四時的理念，亦足堪人們奉為養生保健的準則。黃帝擁有一支通曉醫藥的隊伍，如岐伯、雷公、伯高、少師、少俞等人，書中敘述群賢研究醫療的心得，盡皆精闢入裡，後人難以望其項背。在遠古時代，醫療基本器材如注射筒、血壓計、體溫計都付諸闕如，更遑論顯微鏡、X光、超音波、斷層掃描等檢驗設備，也沒有經過多年臨床實驗的藥物。我們不禁要問，為何老祖宗擁有如此高的智慧，能夠建立一套顛撲不破的醫學理論？

如同道家經典文字的玄妙飄緲，《黃帝內經》的內容也相當深奧，後人很難完全理解其中涵義，雖然歷代各家註解備出，但大都無法窮根究底而成為天下公認的範

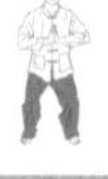

本，即使是金元四大家也只能參透其中的一部分。試問在科學昌明的現代，醫學家們是否能夠追根究柢，一窺這部寶典的全貌與真髓呢？

古真說：「得訣歸來好看書。」同樣的，若要讀懂《黃帝內經》，必須將貫穿書中的幾項基本元素詳加拆解，唯有進一步瞭解陰陽、氣血這些關鍵詞彙的真實涵義，剖析其物理規則，並用現代白話、科學語言來解釋，使其易聽易懂，才能拉近內經與我們之間的距離，讓我們充分得到它的灌溉與滋養。

西方醫學之父古希臘名醫希波克拉底說：「人體內擁有自然療癒力量，是我們遠離疾病的最佳稟賦。」這位古希臘的醫生在西元前四百多年即已告訴我們，自己的身體潛力無限，足堪依靠。在東方，幾乎在同一世代問世的《內經》也持相同看法，養生的智慧就在瞭解人類與自然界之間的關連，順應自然界的運行規律，善於培養自身的能量，這是讓我們避免疾病、健康延年的根本之道。

許多人提出了相同的問題：「有什麼功法可以讓我們在家裡自己練習？」社會上的每一個角落都有尋求氣功的人士，但是有些人受限於經濟因素，有些人礙於時間難以安排，也有人居處偏遠無法參加招生上課，總之，各有各的不便。現在資訊發達，全人類已成為一個地球村，以往宗門派別、口傳心授的傳功方式已不符合現代社會的需要，應該將功夫的內容加以歸納整理，提供簡易的功法以及方便的學習管道，讓人人有機會學習。

網路上、書本裡雖然提供了各式各樣的功法，但是大部分的功法都只有招式解說，缺少原理之分析，至於練功對健康所產生的影響也語焉不詳。筆者認為，普傳的養生功法必須具有下列幾個基本條件：

一、要簡單易學：動作簡易，不必老師當面傳授，任何人都可在家裡自己學習，而且一學就會，避免動作過於繁複讓人知難而退。

二、要安全性高：因為沒有老師當面指導，採用的功夫應以簡易的呼吸吐納及導引招式為主，不致因為練功而產生傷害。

三、要有彈性：因為青少年與老年人的體能有很大的差異，所以練功的分量、練習的時間，皆應依照年齡長幼、體能強弱而彈性調整。

俗話說「三分治七分養」，養生與醫療是健康的兩大支柱，養生的重要性甚至超過醫療。《黃帝內經》即認為人體氣血調和則百病不侵，因此本書根據《內經》的養生原理，並參考歷代養生家的導引招式，綜合提供三招養生功法以供讀者練習。這些功法乃針對身體的基本需要而設計，只要勤練不輟，對健康必然大有裨益。

除了飲食之外，呼吸是左右生命的最主要因素，因此本書特別針對呼吸的功能多所著墨。練功如能知其然也知其所以然，效果必然事半功倍。在人的一生當中，懂得自療自癒掌握自己的健康，實乃至上的福氣及最高的智慧。

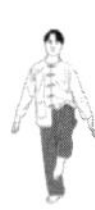

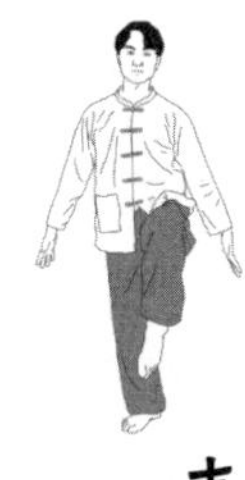

壹

養生的智慧

《黃帝內經》是養生寶典

《黃帝內經》對於生理學、醫學的貢獻無與倫比，的確是全人類文化中最珍貴的遺產。

已經凌晨一點多了，街道上雖然冷冷清清，但是台北市復興北路的「銅猴子餐廳」（Brass Monkey）裡面好戲剛上場，鼎沸的客人將三十坪左右的店面擠得水泄不通。大影幕上頭正在進行AC米蘭與利物浦的歐洲盃殊死戰，由於餐廳舉辦猜謎助興，主持人不斷的鼓譟，加上許多客人押著鈔票對賭，使得氣氛非常緊張熱烈。因為人手一支香煙，店裡煙霧迷漫，空氣非常糟。直到球賽結束，離開店裡的時候已經天快亮了，兩個朋友不禁呵欠連連，眼睛都快張不開了，我負責開車送他們回家，一路上我精神奕奕，絲毫不露疲態，他們深感詫異，難以理解為什麼我的體力這麼好？

火野問：我又上火了，結果長了口瘡，痛到想哭，生不如死，尤其下午三點時口瘡疼痛更加劇烈，請問有沒有方法可以排放火氣？

若水答：火氣在三至五時最爲慘烈。想要排放火氣，我教你一招「閉氣攻病」的方法：丹田吸足氣，橫膈膜下壓繃緊，閉氣，然後背部用勁，將氣調到背部來，用心指揮背部的氣向前攻向肝臟，壓迫肝臟的火氣下行。如果在幾分鐘後放了屁，就表示成功，肝火慢慢就退了，如果沒有放屁，就表示失敗。閉氣攻病的心法是「心念苦處」，要用心將氣的壓力帶往你要攻擊的目標。

開頭的一小段文字，與隨後我和網友在留言板上的一問一答，乍看之下好像互不相干，其實兩者大有關係。在銅猴子看球賽當晚，到了凌晨兩、三點，我感覺體內濁氣翻騰，頭腦昏沉，渾身不舒服。於是我開始運氣攻向肝臟，不一會兒肚子一陣咕嚕作響，我急忙衝出餐廳，朝著大馬路劈里啪啦放了一大串響屁，屁出人安樂，放完屁頓時感覺舒服多了。

彭祖被譽為中國古代養生學始祖，練氣自療的功夫當然超級專業，他說：「偶有不適，則閉氣以攻所患。」彭祖所說的「所患」有兩種情形：一是能量的停滯，

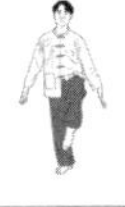

一是濁氣的阻塞，而「攻」這個動詞有沖衝、擠壓、滲透之意，也就是利用清氣掃除濁氣。《太清調氣經》也說：「以心念苦處，以意相注，閉氣攻之。」一般人只能指揮自己的肉體，但是練氣的人可以指揮體內的能量，亦即「以意領氣」，用意念帶領氣在體內流動。利用閉氣攻病的心法自我排除濁氣極為方便，哪裡不舒服，就用氣攻哪裡，排出濁氣，納入清氣，阻塞一通，疾患常能不藥而癒。

湖南長沙馬王堆漢墓出土的文物中有帛書《卻穀食氣篇》和彩色帛畫《導引圖》，是先民介紹呼吸吐納方法為主的著作。最近電視報導，北京的一位復健科醫生從這些古文物得到靈感，教導肌肉癱瘓的病人，訓練其腦力一心專注患處，結果復健的效果良好，其方法即在利用「意到氣到」的原理，運用念力將能量導向患處治病。其實，我們身體生病、受傷的部位所產生的痛覺，其作用即在導引意念將氣集中患處，以進行防衛及治療。如果這位醫師懂得教病人呼吸吐納，吸氣入丹田，使其身上的能量增強，則復健效果必然更佳。

閉氣攻病是一種呼吸法的應用，基本的功法原理源自《內經》的一段話：「陰陽者，血氣之男女也；左右者，陰陽之道路也。」血氣必然左右循環，人身左為陽、右為陰；左陽上行為清氣，供給身體生長所需；右陰下行為濁氣，代謝身體產生的垃圾。位於身體右邊的肝臟上火時是為逆氣，必須讓右半身的氣下行才能排濁。

「閉氣攻病」是古人常用的一種自療、養生方法，將臟腑的炎濁之氣外排，對健康非常有益。在過去幾千年的歷史裡面，老祖宗留下不少自療自救的養生功法，這些前人的心得經驗都極為有效，可說非常寶貴。但在二十一世紀的今天，這些養生術大部分只剩下名稱，並無細部分解動作，以致後人無從學習，因此懂得使用的人已寥寥無幾，這些功法勢將被歲月淹沒而失傳，殊為可惜。

自古以來將養生原理論述得最詳盡的典籍，莫過於《黃帝內經》。《內經》由素問、靈樞兩部書組成，各有九卷八十一篇，雖然作者不明，但此書早於西元前四百七十五年的戰國時代，到西元二百二十年的東漢時代，前後共約七百年時光，歷經各代名家編撰匯集而成，是一部中國最早、最完整、內容最豐富的醫學典籍；不論在天人關係、血氣運行、臟腑診治、經脈識別、灸刺論述各方面都表現出極高的智慧，誠為中國古代生命科學巨著。

《內經》不但理論精闢，其中的脈學更是高超的診察技藝，書中說：「善診者，察色按脈。」一把脈是中醫診斷病情最獨特的方法，少數醫生把脈的技術更達出神入化的境界。朋友老周的父親生病住進了淡水馬偕醫院，經過各種採取檢體的手續之後，便靜待檢驗報告出爐。在等待期間，老周聽從朋友的建議，夜間帶著父親溜出醫院，到淡水街上給一位老中醫看診，老中醫把脈之後，立即斷言得了「血癌」，一週後馬偕醫院檢驗報告出爐，果然是血癌。老中醫的把脈竟然跟現代精密的醫學儀器一樣準確，況且把脈的時間僅需幾分鐘而已。

中醫把脈實為人類醫學之中的奇蹟，幾千年前，在醫療尚未發達的時代，《內經》即對於人身經絡的散布、穴道的功用，以及相關病機病理做了透澈的解析，成為後代中醫把脈、針灸的根據。現代醫學理論乃依賴解剖、顯微觀察而建立；老祖宗為何有如此高超的智慧，在全無儀器的協助下，能夠全盤洞悉人體的機能，這套本領至今都還令人佩服之至。

近百年來西方科學突飛猛進，宇宙萬物的奧祕像是剝洋蔥一樣，逐漸一層一層的被剝開來，但是醫學領域裡尚有許多力有未逮的區域，人類仍處於許多疾病的威脅與折磨之中。《黃帝內經》對於生理學、醫學的貢獻無與倫比，的確是全人類文化中最珍貴的遺產，身為後代子孫的我們，應該齊心合力深入研究，並將之發揚光大，造福人類。

天地大宇宙，人身小宇宙

大自天地的演化、四季的變遷，小至人體氣血的衰旺、壽命的長短，皆是陰陽消長的表現。

如果將《黃帝內經》全書加以抽絲剝繭，最後只會剩下三個基本元素：氣、陰陽及五行。但是氣之中原來就包含了陰、陽兩極，而五行也是由陰陽增減添刪所變化出來的相生相剋作用，因此，這三個基本元素彼此之間只是上游、中游、下游的關係而已，都是氣的衍生物，易言之，《內經》的主題就在談論氣及陰陽五行的變化。

《黃帝內經》立論最大特點在於透過天人關係，對氣的範圍及涵義做了多層次的分析，從「天地大宇宙，人身小宇宙」的觀點出發，闡述自然界與個體生命之間的運化規律，因為自然界能夠為生命帶來給養，也能帶來禍害，人的一生當中應如何趨吉

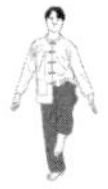

避凶，形成了《內經》以生理為核心的氣論思想。以現代科學的觀點而言，氣即能量，氣是構成身體和維持生命活動的基本元素，身體的強壯與衰敗，皆取決於氣的變化。

《內經》說：「陰陽者，天地之道也，萬物之綱紀，變化之父母。」基本上《內經》談的是天人關係，全書內容以陰陽兩氣為主軸，認為養生的總則在於「法於陰陽，和於術數」。陰陽的觀念貫穿《內經》全書，想要瞭解《內經》，必須進一步探討陰陽的真正涵義，因為大自天地的演化、四季的變遷，小至人體氣血的衰旺、壽命的長短，皆是陰陽消長的表現。

一九二六年，美國生理學家坎農（W. B. Cannon）寫過《軀體的智慧》一書，他提出「穩態」（HET）的理論，在世界醫學界投下一顆震撼彈。坎農認為，人體健康的關鍵在於「穩態」的保持，內環境的穩態是細胞生存的必要條件，而一切慢性病的起因皆來自人體的「穩態」被打破，必須從精神、體力、睡眠和食欲四大症狀調整人體的穩態，這才是慢性病以及其他健康治療的根本出路；精神、體力、睡眠、食欲正是人體能量的表徵，而能量穩定的關鍵繫於陰陽平衡。坎農的理論重新解讀了人的生命與健康的意義，為醫療工作者提供了新的思維及治療方向。

《內經》一書的內容，花了很多篇幅說明陰陽平衡的重要性，這就是生命穩態的適應性調節；所有醫學都不是萬能的，真正治好病的是人的自我調節能力。《內經》說：「亢則害，承迺制，制則生化。」陰陽五行必須互相制約，彼此之間保持平衡，不可太過，也不可不及，否則必生禍害。以人體而言，《內經》說：「人生有形，不離陰陽。」陰陽是創造人體的元素，如果陰陽兩氣失去平衡，人體賴以存活的生命力也將紊亂無章，終將致病減壽。

陰、陽的性質為何呢？《內經》說：「陽化氣，陰成形。」這是解釋陰陽屬性最基本也是最重要的定義。先說「陰成形」的部分，陰這種能量有變化為物質形體的趨向，天地萬物的形體都由陰所化成，當然也包括我們的肉體在內。陰主靜，陰的基本性質是「固化」；基於陰陽對立的原則，陽主動，陽的基本性質是「氣化」，它有變化為空靈能量的趨向。「固化的陰」與「氣化的陽」兩種元素的結合，即是靜能與動能的結合，產生了陰陽平衡的狀態，因而創生了自然界萬物。

人體中陰陽能量的組成方式並不一定黑白分明，而是陰中有陽，陽中有陰，例如《內經》說：「陽中之陽心也，陽中之陰肺也，陰中之陰腎也，陰中之陽肝也，陰中之至陰脾也。」此皆陰陽表裡相應之理。人體就像一張漸層的色紙，可以朝向物質的一方傾斜，也可以朝向能量的一方傾斜，易言之，它會偏向固化，也會偏向氣化。如果陰陽的變化產生不調和的狀況，疾病就此發生。

《內經》說：「陰平陽祕，精神乃治，陰陽離決，精氣乃絕。」陰與陽是性質相反的能量，在健康的狀態下，陰陽是相互生化、相互制約的，我們的精神會盡其所能維持在陰陽平衡的穩態；人賴以生存的精氣是由陰陽結合而成的，假使陰陽分離，精氣的結構也就瓦解了。修練氣功的人在靜坐之中內視時，常會看到大腦一半白（陽）、一半黑（陰），身體的左半身、右半身也有同樣的情形。假若陰陽平衡作用遭到破壞，就會產生疾病，如同我們的神經在興奮及抑制功能失衡時便會生病的道理是一樣的。

關於人體陰與陽、固化與氣化的觀念，賽安慈（Anthony Sainz）、吳至青夫婦在《還我本來面目》一書中有頗為具體的陳述。該書指出，人體共分四個次元，除了肉體次元之外，還有能量體、意念體、自性本體三種次元存在，物質與能量是一物之兩極。各次元之間的分野，全在於振動頻率的不同。振頻越高的次元，密度越低，趨於無形；振頻越低的次元，密度越高，趨於有形。這個理論類似《內經．陰陽應象大論》所說的：「清陽為天，濁陰為地。」指出陽的密度低、質量輕，故上升為天；陰的密度高、質量重，故下沉為地。

人身小宇宙，人身的構成與天地同理。《列子・天瑞篇》說：「精神者，天之分；骨骸者，地之分。屬天清而散，屬地濁而聚。」列子這句話指出，人之精神屬散（低密度）的清陽，人之肉體則屬聚（高密度）的濁陰；《管子・內業篇》也說：「凡人之生也，天出其精，地出其形，合此以為人。」以上這些言論都在說明，天地萬物皆是由氣化的陽以及固化的陰媾和而成的。

天空問：這幾天讀了《氣的原理》，發覺看書的經驗很奇妙，因爲是利用睡前看書，想不到闔書就寢後，竟然丹田跳動、氣機旺盛，連第二天睡醒時還精神飽滿呢！

小太問：我在看書的頭兩天也有相同狀況，整晚氣感很強，所以睡得並不好，但隔天反而精神不錯。

若水答：當一個人不論是提筆寫字或用電腦打字時，由於意念的專注，所書寫之文字即附有其本身的能量。人體的能量是由好幾個次元構成的，你們在看書的時候，意念層便感應到書本的能量，所以閱讀應該選擇有益身心的書籍。

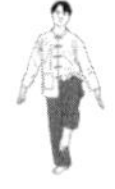

黃元吉《樂育堂語錄》也說：「夫以氣之清爽者，為我元神；氣之重濁者，為我之形體。」在人體的多重次元中，肉體的振頻最低，密度最大；換成《內經》的觀念來說，肉體固化的程度高，所以肉體屬陰，陰是固化的形體，必須吸陽加以氣化賦予生機，以維持生命的正常運作。

人體能量的陰陽變化

明朝醫家張景岳說：「醫道雖繁，而可以一言蔽之者，曰陰陽而已。」

明朝醫家張景岳一生專心攻讀《黃帝內經》，甚有收穫，試於臨床，每每獲得良效，是理論與實際兼容並蓄的內經專家，他並以三十年的功夫編成《類經》一書傳世，啟迪後世習醫人士。他在《景岳全書》中說：「醫道雖繁，而可以一言蔽之者，曰陰陽而已。」又說：「人生之氣，以補陽為主，難得而易失的惟陽，既失難復的亦惟陽。」

張景岳從人體生理機能的根本來判斷陰陽，他著重於人身的「元陰」及「元陽」，認為腎是命門的水與火。他並根據《內經》「凡陰陽之要，陽密乃固」和「陽氣者，若天與日，失其所，則折壽而不彰」的理論，來證實在陰陽能量之中，陽氣

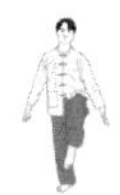

確實居於主導地位，失去陽氣就無法生存。

因此，張景岳提出「生命為陽氣之作用」的論點，反覆論述陽氣在人體的重要性，並進一步指出：「凡精血之生皆為陽氣，得陽則生，失陽則死。」他認為，陰不能沒有陽，無氣便不能生形；陽不能沒有陰，無形便不能載氣。所以，物生於陽而成於陰，陰陽是相互依存的。但人體氣血之流動及營運，其能量來自陽氣。

人生病的原因到底是陽出了問題，還是陰出了問題？歷代醫家各有不同的主張，論述也各有所本。藥王孫思邈說：「人年五十以上，陽氣日衰，損與日至，心力漸退，忘前失後，興居怠惰……」孫思邈也認為陽氣是生命的動力之源，人類年老體衰乃肇因於陽氣的耗失。

名醫李可教授有起死回生之術，曾治癒十幾萬例重症患者，是中國當代獨具特色的大醫學家，他說：「陽虛的人十占八九，真正陰虛的人百不見一。」李醫師亦主張人生病的原因在於缺少陽氣。人如何增補陽氣呢？攝取陽氣必須依靠呼吸，因此練氣功、學呼吸實為最重要的養生之道。

在道家的「練氣化精，練精化炁，練炁化神，練神還虛」修練公式當中，能量的排行依序是氣↓精↓炁↓神，修練過程是從有到無，易言之，也就是從高密度到低密度。但是，天地的創生過程依序是神→炁→精→氣，過程是從無到有，也就是從低密度到高密度而形成人體，亦即西方科學家所說的「意識創造物質」；老子也說：「天下萬物生於有，有生於無。」顯示東、西方的智者都知道萬物的創生順序是從無到有。

高密度的人體是為地、水、火、風四大假合，有朝一日必將依循成、住、壞、空的順序而崩解；低密度的靈性則趨向永恆，因此智者不為人間五濁惡世所迷，努力學道以追求能量及意識的提升。

無知問：靜坐時「意識」的感覺就變得很輕，身體好像不見了，但是忽然吸了一口氣，整個人知覺又全部恢復了，這是怎麼回事？

若水答：身體的能量會因意識的提升而改變，靜坐時放空，呼吸漸漸變得輕微，身上的氣「由精轉炁」，逐漸由物質趨向能量，所以會覺得身體變得淡薄。妳說：「忽然吸了一口氣，整個人知覺又全部恢復了。」因爲呼吸的材料是後天的精氣，比較偏向高密度的物質，經由呼吸系統吸進來的氣能讓妳感覺身體的存在。

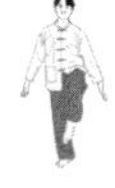

在氣功留言板上常有網友提問說：靜坐時常會進入微量呼吸的狀態，好像只呼不吸，直到突然察覺，意識恢復清醒時，才連忙告訴自己重新吸氣，這是什麼道理呢？因為呼吸所得的能量屬於肉體層級，打坐入靜時，當身上能量提升為神炁之後，身體攝能機制也逐漸離開呼吸而朝向「胎息」靠攏，所以呼吸變得若有若無，等待心識覺醒，才會再度催動呼吸。

陽主動，陰主靜，人體的動能來自陽氣。一位法國的科學家發明了一種儀器，可以測出人體能量有一個標準值，高於標準值的人，身體與精神都比較健康；反之，低於標準值的人不但常感疲勞，甚至容易罹患癌症等疾病，其中的關鍵在於身體攝能是否充沛。若以中醫的觀點而言，此一現象即為人體陽氣不足、氣血虛弱，其缺少動能的情形，就好比電壓過低使得機器無法正常運轉一樣。《樂育堂語錄》說：「人有陽則生，無陽則死。」因為我們的身體屬陰，需要吸陽賦予身體動力及熱能，讓人體的循環、消化、生長、排泄、免疫等生理機能以及肢體的一切活動得以進行。

近代道學家陳攖寧說：「神仙家宗旨，要與造化爭權，以物質為初基，以功夫為手段，以至達到將肉體轉換為能量的目的。將肉體經過一些特定之鍛鍊，以達氣化（能量化）為目的。透過整體氣化後，形成另一類生命，以帶有自主性之能量體，永久長在。」天地大宇宙，人身小宇宙，同理推之，大宇宙大陰陽，小宇宙小陰陽，兩者實為一體，所以《靈樞．刺節真邪》說：「人與天地相參也。」天地與人身的能量可以共振流通，我們透過自主的攝取陽氣，供給生命氣化的能量，此為練氣的基本原理。

美國心理分析師芭芭拉．布萊蘭（Barbara Ann Brennan）天賦異稟，她成立光能靈療學校（School of Healing Light）教導療癒治病。她在《手之光》（*Hands of Light*）一書中敘述：人體能量場 HEF（Human Energy Field）是宇宙能量場 UEF（Universal Energy Field）的一部分，在生成肉身（incarnation）之後才逐漸與原有意識失去聯絡，並在三度空間的人間重新建立心理及生理感覺。芭芭拉所說的生成肉身，在道家而言，則以胎兒出生開始呼吸為界限，這是指生理方面而言；芭芭拉所指的「心理」也就是道家所說的「後天意識」，換句話說，人的身與心，在出生的剎那間，實已完成次元空間的轉換。

人體的建構既然以陰陽能量為原料，那麼，不斷的補充新的原料乃是養生第一要務。我們練習氣功，其目的即在於學習比較有效的呼吸技巧，促成體內與體外能量的交流，以補充自身的陽氣，維持身體能量的陰陽平衡；練氣甚至能夠更進一步練化能量、提升能量，讓我們的人生得以不斷進化。

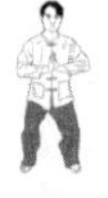

能量支配健康

人的一生，從嬰兒到老年，呼吸的功能曲線由高而低，這是生命成、住、壞、空的歷程。

常見電視廣告畫面上出現一排玩具兵在打鼓，最初全體都打得很有勁，打了一陣子之後，陸陸續續就有些玩具兵逐漸慢下來終至停止，最後當然只剩下採用該品牌電池的玩具兵仍然勁道十足的猛敲。玩具兵必須有電才能動，如果電池改用電線供電，玩具兵就可以不停的打鼓。再舉個例，汽車裡的電池一面跑一面充電，引擎就能不停的驅動車子前進。

人體跟玩具、汽車一樣，必須有電才能活動，我們的呼吸器官從鼻子開始像一條彎彎曲曲的管線連通到我們體內，而流經這條管線的空氣，其中就包含了我們賴以維生的氧氣及電能。這條管線進入我們身體越深，它的充電效果越好；這條管線

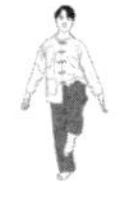

進入身體越淺，則充電效果越差。萬一這條管線斷了，人體就跟沒有電的玩具、汽車一樣，再也動彈不得。

丹田像是人身的電池，而全身的細胞更像無數的小電池。在白天，每個人都要工作、上班、上學，忙得不可開交，我們的身心必須隨時應付任何外來的狀況，所以白天是身體電池用電、耗電的時刻。到了晚上，我們利用睡眠讓身體電池充電，清晨一覺醒來，便覺得精力充沛。這種情形與玩具的「充電電池」類似，電力消失了就必須再充電，所以人不能幾天不睡覺，否則就會精疲力竭。

此外，人老了電池性能衰退，充電能力越來越差，睡眠的時間也越來越短。練氣的人如果能夠達到行住坐臥心息相依的境界，則可像汽車電池一樣，一面用電一面充電，自然常保精力旺盛。

人的一生，從嬰兒到老年，呼吸的功能曲線由高而低，這是生命成、住、壞、空的歷程。人到中年，呼吸的效率即由盛轉衰，體能開始走下坡。假使我們能夠透過養生保健的手段，將呼吸圖表中下降的曲線拉平，甚至將曲線由向下反轉向上，生命的現象是否可能重現生機而常保青春？這是古今中外全世界人類共同的夢想。

古往今來，在全世界的各種宗教、哲學當中，對於生命本身的經營，以道家最為積極。道家秉持「我命由我不由天」的觀念，不向生命屈服，勇於挑戰生命，並利用各種養生術逆轉生命。道家認為「順為人，逆為神」，順從生命軌跡的是凡人，而聖人是超凡的，這才叫真智慧。

黃帝對於生命的究竟也很好奇，他問醫官：「其氣之盛衰，以致其死，可得聞乎？」人體氣血的盛衰，由生至死的情況，其道理何在？關於這個問題，《內經‧靈樞‧天年篇》以下列文字概要的描述人類一生的氣血狀況：

> 人生十歲，五藏始定，血氣已通，其氣在下，故好走；二十歲，血氣始盛，肌肉方長，故好趨；三十歲，五藏大定，肌肉堅固，血氣盛滿，故好步；四十歲，五藏六府十二經絡，皆大盛以平定，腠理始疏，榮華頹落，髮頗斑白，平盛不搖，故好坐；五十歲，肝氣始衰，肝葉始薄，膽汁始減，目始不明；六十歲，心氣始衰，苦憂悲，血氣懈惰，故好臥；七十歲，脾氣虛，皮膚枯；八十歲，肺氣衰，魄離，故言善誤；九十歲，腎氣焦，四藏經脈空虛；百歲，五藏皆虛，神氣皆去，形骸獨居而終矣。

《內經》這一段文章為人體一生氣血的榮枯做下定調，我們探究這段話的涵義，可以察知這是一張「人體呼吸能量效率分布圖」。人在兒童時期，呼吸能量的勢力還可攻達下半身；後來年歲漸長，呼吸的勢力便由下而上節節敗退；到了百歲終至「五臟皆虛，神氣皆去」。因此，《內經》這段文章大約可以歸納出以下的結論：

（一）在血氣方面

由十歲至百歲，人體血氣的變化依序是：血氣已通、血氣始盛、血氣盛滿、平盛不搖、肝氣始衰、血氣懈惰、脾氣虛、肺氣衰、腎氣焦、五臟皆虛。在整個過程當中，人到了四十歲血氣為平盛不搖（張景岳注曰：「血氣漸衰。」），是為轉折點，此後血氣一路走下坡，直至血氣枯竭。

（二）在體能方面

由十歲至百歲，人類體能的變化依序是：好走、好趨、好步、好坐、目始不明、好臥、皮膚枯、言善誤、經脈空虛、神氣皆去。這裡所說的十歲好走，其意為活潑跑動的樣子。同樣的，四十歲左右開始體力不濟，故爾「好坐」休息；到了

八、九十歲以後，則神氣皆去，變得失智痴呆了。

Igtseng 問：練習腹式呼吸時，的確可以感覺丹田有熱感，但是沒練時就消失了，請問這就是氣嗎？我覺得這好像只是運動後局部血流增加而有熱感，就跟跑步後小腿會發熱一樣……

六指答：經由呼吸吸進丹田的氣，其成分爲含有動能及熱能的精氣，「力到氣到」，當我們運動時，運用力氣的部位就會充氣、充血而發熱，同樣的，練習腹式呼吸時，丹田部位的肌肉也會因聚氣而發熱。

血氣與體能是二而一、一而二的，血氣的旺衰左右體能的強弱，這個道理在《論語》裡面也曾提到「少之時，血氣未定。及其壯也，血氣方剛。及其老也，血氣既衰」之類的字句。再者，細胞是人體結構的基本單位，它時時刻刻在進行新陳代謝，每天都有大量的細胞死亡及新生，人到中老年，細胞再生率逐漸降低，以致器官機能逐漸退化。我們如果善於練氣，旺盛的血氣可以讓細胞得到充足的補養，讓細胞活化而提高再生能力，讓我們避免疾病，健康長壽。

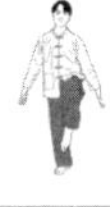

百病皆因氣逆

現代醫學所指的高血壓、高血脂與高血糖三高族群，大都是氣血循環不暢、代謝功能不良所致。

《內經．金匱真言論》：「夫言人之陰陽，則外為陽，內為陰；言人身之陰陽，則背為陽，腹為陰。」有陽必有陰，據此加以延伸，人身左半身為陽，右半身為陰；上半身為陽，下半身為陰。天地萬物包括人類，都離不開陰陽之變，例如日與月、黑與白、動與靜、冷與熱、雌與雄等等，推之可千，推之可萬，不可勝數。但是，《內經》說人身外陽內陰、背陽腹陰，其中到底傳達了什麼涵義？

現在，如果我們將陽動、陰靜這項對比元素的性質帶入，《內經》這句話便可解釋為：「身外的陽必向身內的陰流動；背部的陽必向腹部的陰流動。」這就是陰陽的定律之一。有人將「外為陽、內為陰」解釋為皮膚與內臟的關係，但我認為這種說法與《內經》的原意有所出入，「人之陰陽」所說的「外」，應該泛指身體的外部。那麼，身體外部的陽跟我們有什麼關係呢？因為它會朝著人身內部的陰流動，而呼吸就是陽氣流入人身的管道。

動脈專司將血液由心臟輸出，靜脈則專司將血液送返心臟，這個作用稱為循環，心臟絕不會哪天發了瘋，將血液經由靜脈輸出到肢體。氣也一樣，它是循著一定的軌道運行的：身外的陽朝向身內的陰流動；背部的陽上升，朝向前身的陰下降；左半身的陽上升，朝向右半身的陰下降。以上這些情況，如果陽朝向陰前進的方向無誤，就稱為「順行」，順行無礙，即造成良好的循環。

萬一氣血行經的路線受到阻塞，影響所及，氣血的流動就會產生停滯的現象，此即不良的循環。基於這個道理，在實施針灸、按摩、放血、拔罐、刮痧等療法的時候，往往只要將阻塞的部位打通，頓時之間氣血循環即告暢通，令人感到無比舒泰。

《內經．靈樞》說：「氣不得無行也，如水之流。」水不流動，日久必然腐敗生蟲，人身的氣血也必須不停循環，才能將營養輸入全身器官，並從其中運出廢物。但是，氣的運行並不一定永遠順暢。可能對氣的行進路徑造成阻塞的因素很多，例如濁氣、火氣、寒氣、邪氣或者碰撞受傷等等；因生病、老化而體弱氣衰也會造成氣前進的推力不足，致使血液沉澱、血管硬化。現代醫學所指的高血壓、高血脂與高血糖三高族群，大都是氣血循環不暢、代謝功能不良所致。

中醫認為「百病皆因氣逆」，「氣逆」有兩種狀況：一是五臟六腑五行之氣的相剋，一是氣行方向的阻逆。氣體是質輕而上浮的，一個人步入中年之後，下半身細胞的攝能功能退化，輕浮的氣就會一寸一寸的上飄，由下而上的行氣方向便成了「逆行」。

「火曰炎上，水曰潤下」，溫度較高的氣體上升力道會變得更加強勁，「上火」即是體內熱氣上升，致使濁氣廢氣無法下行排出，所以產生了氣逆的現象。以單獨的器官而言，心火、肝火、胃火是一般人最常發生的三把火，諸如生活緊張、壓力過大、晚睡、過勞的生活型態，都很容易造成上火的現象，這往往也是產生高血壓、心悸、過勞死的原因。

荷西問：最近練功，覺得後腦脹脹的，頭昏昏的，整晚睡不好，好像是上火，可是又沒有口乾舌燥、面紅耳赤、口氣不佳的現象。

六指答：「念起則火燥」，你靜坐時身心不夠安靜，丹田氣守不住，以致氣飄動上浮。另一方面，現在你的呼吸要盡量放輕一點，以免吸入過多火氣。你也可以加練站樁，有導氣下行的作用。

宋朝中醫古籍《仁齋直指方論》也說：「人以氣為主，氣者，盛則盈，衰則虛，順則平，逆則病。」除了年齡的因素之外，壓力、憂慮、恐懼等所造成的氣鬱也是氣血遲滯的主因，情緒的波動造成肝火鬱結、心氣不舒，因而阻礙氣血的循環，極易令人致病。有謂「痛則不通，通則不痛」，氣不通的症狀依病況的嚴重與否而呈現酸、痛、脹、麻等感覺，氣血瘀積日久，各種慢性病將如春苗遇雨而生。

排濁納清為養生第一要務

透過呼吸的「納清」作用，促使身體自然產生「排濁」作用，擁有一個潔淨無染的身體，才是健康長壽的最大保證。

物質有固體、液體、氣體三態，人體也會產生這三態廢物，這些廢物在體內累積日久，會堵塞氣血流動，產生毒素危害健康。我們所吃的食物以及呼吸時吸進身體的空氣，雖然提供了身體所需的營養，得以維持生命，但其中也包含了農藥、抗生素、防腐劑、色素、添加物、一氧化碳等等有害物質，對健康極為不利。因此，練氣的首要任務在於讓我們的身體保持潔淨，練習導引術及呼吸吐納則能強化氣血之流通，排除廢物，促進身體的新陳代謝。

當一個人發生便祕或是解尿不順利的情況時，因為固體及液體都有實質，排泄發生問題，必須及時尋醫治療。但是氣體之質量較輕，當身體產生濁氣的時候，雖然我們會打嗝、放屁將之排出，但是這些濁氣常常無法完全排除，以致不知不覺的積留些許在身上；尤其胸腹之間、五臟六腑更容易貯留濁氣，阻礙了氣血的流動，以致發生疾病。

體內的二氧化碳無法排出而堆積過多時，就會轉化成為碳酸鹽，導致內臟纖維化、劣質化；腸道中有些細菌能分解蛋白質，產生肽類、胺類、氨、硫化氫等有毒物質，這些有毒物質在體內蓄積日久，就可能產生自身中毒的現象，造成腦細胞受損、記憶力下降，甚至老年痴呆症。毒素亦會損害肝細胞，使肝功能下降，導致肝炎發生，因此，及時排出體內毒素實為養生最重要的課題。

一般人每天放屁的頻率為六至二十次不等，排氣量在每天五百至一千五百毫升之間，但是由於上火氣逆的關係，身體上半身濁氣下排的路徑經常遭到阻塞，造成下虛上實的症狀，體內氣體無法完全新陳代謝。我們如果養成練氣的習慣，讓我們的身體經常得到充足的氧氣、精氣，排掉積留在身上的濁氣、火氣，才能避免疾病的侵襲。

此外，飲食習慣不良，或者工作過勞、壓力過大等因素，也會讓身體產生超量自由基，自由基是具有高能量的原子團，它會不斷的襲擊細胞，使得人類提早衰

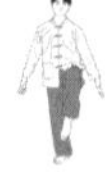

老、體弱多病，成為萬病之源。在練習氣功之際，透過身心放鬆以及排濁納清的功能，可以減少自由基的產生及堆積。

三焦主氣，漢代名醫華佗《中藏經》說：「三焦者，總領五臟、六腑、營衛、經絡、內外左右上下之氣也。三焦通，則內外左右上下皆通也，其於周身灌體，和內調外、榮左養右、導上宣下，莫大於此者也。」《內經》也指出，三焦是運化人體之氣的器官，練氣有成的人在打通三焦之後，胸腹、臟腑之間不再阻塞，使氣的循環代謝得以順利進行。身體必須排出濁氣，才有空間容納清氣，此謂「排濁納清」。

全身了無濁氣，使人身輕體健，從外表看起來則是臉色潔淨，容貌年輕。臉色乾淨與否是練氣成果好壞的一個評斷方法，如果一個人臉上布滿黑氣及斑點，代表體內積存大量濁氣無法外排。

人體有「三消」，指的是打嗝、放屁、排汗，這是我們排放廢濁之氣的三個路徑，當這三個路徑都很順暢的時候，氣逆血瘀的情況就會減少，身體的感覺也會非常清爽。濁氣滿身的人，雖然檢查無病，但總覺得全身酸痛不適。

道家認為，人身有三尸九蟲，這是與生俱來深藏在臟腑深處的濁邪之氣，是人們生病老死的根本原因。我們練氣養生，主要目的即在努力排出體內深層的濁氣，隨著濁氣不斷的排出，不但可以避免生病，而且功力才能不斷增進。身心皆能潔淨無染，即是人生的最高境界。

阿土問：我學太極拳已有五個月了，一個多月前又加練站樁功。上個禮拜，我的右邊臉頰冒出了四顆很大的痘痘，後頸的右邊也冒了兩顆，右邊臀部與大腿也各有一顆。令我驚異的是這些痘痘們都集中出現在右側身體，這是什麼原因？

六指答：人體的氣左陽右陰，左納清，右排毒，形成一個「氣的新陳代謝循環圈」，你的現象可以做爲這個理論的佐證。只要練功不間斷，清氣持續的注入身體，遲早能夠沖動濁氣外排。你長痘痘原因是正在外排毒氣，這是好現象，但爲了怕火候太過，練功時應將心放鬆一點。

現代人缺少勞動及運動，身體的活動量不夠，致使身體排水、排汗的功能無法充分發揮，以致體內殘留濁氣毒水；而且現代辦公室大都是密閉式的空調大樓，每個人的座位空間狹小，基於禮貌的關係，很多人養成了忍屁不放的習慣；況且，即

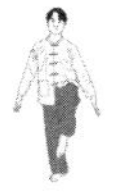

使在夏天，辦公大樓裡的空調也是整天維持低溫，「寒則氣收」，冷空氣使皮膚毛竅閉塞，以致身體適應節氣的調節功能發生錯亂。

有位朋友要我推薦一個維持健康的祕訣，我告訴他：「每天讓身體發熱一次。」身體發熱能夠促進血氣流動。原本我們的身體受感染後，中樞神經系統就會升高體溫，這種發燒現象能促使免疫B細胞和T細胞的快速增生；同時，巨噬細胞在發燒的情況下，更加活化它的吞食及分解病原體的能力。當體溫超過攝氏三十七度時，病原體在細胞中的增殖受到抑制，因此利用運動等方式提高體溫有益健康。

除了身體發熱之外，如果能夠加上流汗當然最好。近年來，西方醫學也逐漸接受排毒（Detox Solutions）的觀念。德國體育醫學界發現，所有運動選手當中，惟獨馬拉松選手沒有罹患癌症的病例，因為每天跑步三十公里以上的馬拉松，自體內深處排出大量汗水的同時，亦將體內累積的致癌成分鎘、鉛、銅、鎳等之重金屬物質排出體外，徹底去除癌症的根源。排汗也具有調節體溫的作用，汗從體表氣化，令人感覺清爽愉快。排汗無論對改善慢性病、促進血液循環、維護皮膚潤澤，以及保持身材苗條，皆具有很大的功效。

科學家實驗證實：深呼吸會加速消除體內毒素的速度。往往深呼吸及運動所帶

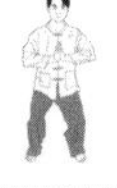

來的清理毒素的速度，是平常的十五倍。最有效的呼吸法：就是在一吸一呼之間，憋氣一會兒，使血液充分地利用氧氣；同時，當你呼吸時，如果你吸得足、呼得盡，就能把體內血液中的毒素完全排光。每天三次，每次來十個深呼吸，持之以恆地去做，它的效果勝過任何健康食品。

此外，人體除了會產生物質性的濁氣之外，也會積留一些能量性的陰邪之氣。許多人到醫院檢查並無疾病，但老是感覺身體不舒爽，確有一些不明病因的疑難雜症，讓患者備受痛苦而求醫無門。大體上，身體虛弱時容易吸引陰邪之氣，所謂「一正壓百邪」，我們最好常保開朗樂觀的心境，以培養浩然正氣；練習氣功有助於提升自身的正氣，能夠避免陰邪之氣的侵襲。

身體的循環系統，是由動脈將乾淨的血液從心臟輸送全身，再由靜脈將骯髒的血液送回心臟。青少年因為「其氣在下」，利用呼吸將能量帶入下半身；「氣為陽，血為陰」，下半身的靜脈血因為與陽氣混合，使血液充滿生機，回流順暢，產生良好的新陳代謝作用，能夠快速補充能量，清除體內廢物，供應青少年活蹦亂跳的無窮精力。

但是，人過中年之後，身上的攝能功能已逐漸轉移到肚臍之上，氣血交融的功能變差，以致氣血動力不足，下半身的靜脈血回流逐漸發生困難，便滯留在腹部、臀部附近，所以觀察腰圍的大小可以得知一個人的健康狀況。

《內經》指明「人生十歲其氣在下」，雖然並未標明自二十歲起直至百歲其氣的位置，但是很顯然的，其氣在下時「好走」，這是精力最旺盛的階段，接下來隨著年齡漸長而變成好趨、好步、好坐、好臥，這就是體能每下愈況的表現。十歲在下的氣，隨著年歲的增加而一寸一寸的往上移，二十幾歲時氣到肚臍，三、四十歲便移到胃部附近，五、六十歲上升到心臟附近，七、八十歲更移到喉嚨。只要氣往上移動一寸，體能便相對衰弱一分，一直到氣完全離開人身，人生便畫下句點。

練習氣功，首要的目的在重建呼吸功能，讓全身的細胞活化，恢復攝能作用。而且，透過呼吸的「納清」作用，促使身體自然產生「排濁」作用，擁有一個潔淨無染的身體，才是健康長壽的最大保證。

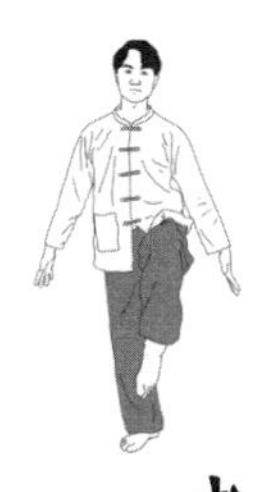

貳

呼吸的奧祕

養生由呼吸開始

人過了不惑之年，是體能旺衰的轉折點，必須隨時注意自己的健康狀況而善加保養。

人在呱呱墜地的那一刻，便開始啟動呼吸系統，這是人生的起點；一直到嚥下最後一口氣，呼吸停止，人的一生可以說是一部呼吸的歷史。我們每天約呼吸二萬餘次，但是幾分鐘不呼吸就會喪命，呼吸的重要性無與倫比，一般人卻通常不太注意呼吸對於健康的影響。

藥王孫思邈是中國歷代養生家的領銜人物，他說：「善養攝者，須知調氣焉。」藥王這句話明白指出，懂得呼吸技巧，才配稱得上是養生達人。練習氣功之所以能夠改變我們的體質、增強我們的免疫力，讓我們健康長壽，最關鍵的一把鑰匙就是——呼吸。

英語的 breath 一字，其原義即是生命或生命力的意思，有呼吸才有生命，好比前文所舉的例子，玩具及汽車有電才會動。在人的一生當中，常會面臨各種天災人禍、疾病意外的侵襲，人是否能夠安然度過重重的難關與考驗，端賴生命力強壯與否。

《內經》說：「人始生，先成精。」精是構成人體的基礎能量，《內經》又說「呼吸精氣」，認為呼吸可以攝取生命的基礎能量，在《內經》全文無所不在的「氣」這個字，大體上皆源自呼吸及飲食所攝取的能量之變化。因為人身的強弱繫於氣血的旺衰，而呼吸供給氣血能量，所以是生命力的來源。《莊子．刻意篇》說：「吹呴呼吸，吐故納新，熊經鳥伸，為壽而已。」莊子也認為，透過「呼吸加運動」這個公式可以令人長壽。

日本自然療法專家石原結實（ISHIHARA YUUMI）說：「過了四十歲，我們的下半身就會開始縮水，好像碰到了乾燥劑。」他在《擊退萬病從下半身開始》一書中提到：「下半身肌肉一旦衰退，體力就越變越差，容易疲倦，高血壓、心臟病、糖尿病、肥胖症、痛風、癌症等病症也隨之而來。」下半身的肌肉量占全身肌肉的百分之七十以上，中老年以後，這些部位肌肉如同融化的霜淇淋一樣不斷的往下掉，身材逐漸走樣，健康也每下愈況。

石原結實認為強化下半身的肌力是擊退萬病的祕訣，人過了不惑之年，是體能旺衰的轉折點，必須隨時注意自己的健康狀況而善加保養。《內經》在幾千年前已經提出同樣的警告，人類體能變化的情形古今並無不同，因為氣的性質本來就是上升的，四十歲過後，我們的下半身吸力衰退，氣自然飄浮上移。

另一種情況是，腹圍過大也會帶來禍害。腹部、大腿是人體的第二心臟，其肌肉周圍遍布微血管，擔負了協助血液循環的重要任務。中老年之後，因為下半身能量、壓力不足，以致靜脈血無法回流，造成脂肪、水分的累積，肥胖臃腫的腹部猶如層層的游泳圈，使循環、代謝效率變差，並增加心肺的負擔。

「肚為肉之土」，肉從肚皮老起，當一個人的腹部成為一堆組織鬆散的肥肉時，全身的肌肉、肌力也逐漸退化。腹圍擴大造成內臟脂肪堆積，是形成高血壓、糖尿病、高血脂症等文明病及代謝症候群的元凶。

近來法國國家衛生研究院發表一項調查報告，推測腹部脂肪組織涉及複雜的新陳代謝回饋循環，可能引發人體內部發炎，脂肪組織與體內促進發炎指標有關，腹部肥胖可能導致全身系統性的發炎加重，進而間接傷及肺臟的功能。

大腰圍身材的人，脂肪容易囤積在肝臟、腎臟等器官，這些內臟細胞的脂肪因為代謝旺盛，會把儲存在細胞內的花生四烯酸釋放到全身，成為製造親發炎性物質的原料，因而造成慢性發炎。腹部積油、積水造成經脈堵塞，氣血停滯，導致臟腑熱濁之氣無法外排而形成慢性發炎，此時高氧化的自由基也會造成染色體變異而導致癌症的發生。

腹部脂肪過多可能會干擾人體內分泌，且與糖尿病、癌症以及高血壓等心血管疾病有關，近年腰圍對疾病的影響，普遍被認為比身體質量指數BMI更重要。因此「腰圍管理」之類的保健常識，目前也成為眾所關心的熱門話題。

我在幾年前就參加了里民警友會，有一回，一位副分局長跟我們一起泡茶聊天，他一直抱怨自己的腹圍有如身懷六甲，不但難看也有損人民保母的形象，於是我教了他一招，要他堅持練下去。一個多月以後再遇見他，腹圍果然消失不見了，看起來體態輕盈。我教他的招式很簡單：想像你站在海灘上，一位穿著比基尼的妙齡女郎從面前經過，這時你會緊縮肚皮、挺起胸膛，偽裝年輕健壯的樣子，這就是鍛鍊腹圍的標準姿勢，能夠維持這個姿勢不變，兩、三週後腹圍就會跟你說Bye Bye。

我們很少看到勞動階級腹圍過大，大腹便便的大多數是高官、老闆或是久坐辦公室的白領階級，為什麼？當我們在勞動、運動中用力時，自然會繃緊腹部，因為繃緊腹部才使得上力氣，勞動階級常鍛鍊腹力，肚皮自然能夠保持彈性而不致鬆弛。這一招我教過許多人，雖然簡單易學，但練成的並不多，原因是大多數人這會兒還挺得滿像樣，過一會兒西瓜肚又凸出來了，將我的耳提面命忘得一乾二淨；況且練個一、兩天之後肚皮酸痛難當，需要堅強的毅力才有辦法繼續練下去。

老人家為何行動遲緩、彎腰駝背？皆因下半身氣血退化，以致雙腳無力，就像樹木的根開始腐敗一樣。由於雙腳無力，連帶的也使腰桿失去了支撐的力道。因此，自古以來腳部的保養即頗受重視，流傳有搓揉腳心、熱水泡腳、赤足走路等保養足部的方法。

在此提供一個鍛鍊足部、背部的功法：坐在床上，或墊高枕頭斜躺，雙腳伸直與身體成L型，腳尖朝上，將腳板用力豎直與身體成九十度，雙手手指交叉，翻掌手心向前，與肩同高平舉；吸一口氣，閉氣，全身肌肉用勁繃緊，用勁重點在腳板豎直及交叉之雙手盡量向前伸出；閉氣數七秒，然後全身放鬆、吐氣（圖 2-1）。以上的動作重複練習十分鐘。這個姿勢是以「金剛靜坐法」其中的一招搭配運氣法而成，常練這個動作，腿部連背部因灌注勁氣，有助背氣通暢、強健肌力；同時鍛鍊了腿部四頭肌而強化膝蓋，有利膝關節之靈活，腿腳肌肉經常收縮也可幫助下肢靜脈血回流，減少靜脈瘤產生的機會。

港星鄭少秋有一段時間肝不好、身體差，後來朋友教他一招「單腳擦牙」，也就是一面刷牙一面金雞獨立（圖2-2），鍛鍊腳力，拉鬆筋絡，腳上的經脈也得到疏通，結果健康大有改善。只要保持雙足結實靈活，即使到了七、八十歲仍可腰骨挺直、行動敏捷。

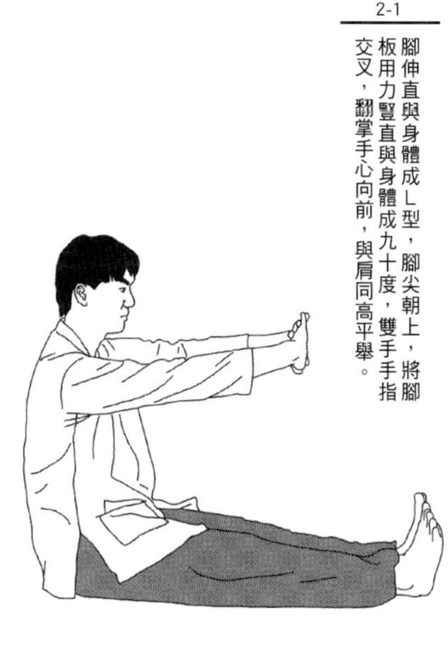

2-1 腳伸直與身體成L型，腳尖朝上，將腳板用力豎直與身體成九十度，雙手手指交叉，翻掌手心向前，與肩同高平舉。

2-2 金雞獨立

吳健問：不論平常或是練功的時候，我老是覺得胃脹脹的，很不舒服，這是什麼原因？

若水答：人到中年氣虛上浮，常覺得胃脘脹滿；此外，練氣如果不得要領，吸入丹田的氣不能留在丹田而上浮，也會造成胃脹、胸悶的症狀。要解決這種情形，必須將身體連接地電，使陰陽兩氣中和。一般人都是提肛，其實提肛會把火氣往後帶，應該改爲提陰竅才對。提肛像是忍大便，你把它改成忍小便，就差不多像是提陰竅了，常提陰竅、守湧泉，氣就會下降。

筆者在《氣的原理》一書中提及，練氣時首先必須驅動能量往地下流動，與大地的能量接軌。人以天陽為魂，地陰為魄，大地是生命之母，我們的能量一旦與地的能量連線，即可獲得陰氣，用以滋養振頻低、密度大的肉體。賽安慈夫婦在《還我本來面目》一書中也寫道：「如果我們透過意念使丹田與地心相通，丹田吸足來自地心的地氣，我們就會覺得身心穩定，充滿威力。」人必先法地，地乃可法天，這是天人能量運作的規律。

常保氣機運轉的功法層次有高有低，一般練氣者大都以維持「意守丹田」為目標。但是每個人平日都要工作，工作會分心，丹田不容易守得住；如果加守陰竅則效果較佳，因為陰竅是人身接地電的插頭，「陰足陽自來」，常常提陰竅接觸陰電，自然吸引頭頂陽電下降，經由湧泉入地；而且陰竅吸力強，與丹田搭配比較容易維持在「不即不離」的狀態。何謂不即不離？意指身上的能量隨時保持α波，讓身體不斷的充電，為細胞提供源源不絕的能量。

生理學家得知，每一個生物體都有電荷分布，人體當然也不例外。人體內的生物電分布在每個細胞內外或細胞之間，雖然這種電非常微量，但現代的科技儀器已可明確測出細胞及其周圍所帶電荷的分布狀況。細胞的生物電受到損傷時，其能量會發生變化，反而推之，外來的能量亦能增強細胞的生物電。

Amy問：我住美國休士頓，我可以靈視，病人的痛處我一眼就可以透視是因爲血管快堵死了，並看到別人身體充滿濁氣；我還觀察到許多人的病是由脊椎的問題所引起。我要問的是，我的手掌和腳掌常見黑白點，腳底常有涼風，請問這是何原因？

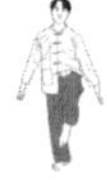

六指答：呵呵，妳看到的正是人類生病的三個主要原因。妳的先天體質特異，感應能力很強，但因爲妳沒有從丹田練起，氣不歸元，所以氣經常會流動在神經末梢。莊子說：「眞人之息以踵，眾人之息以喉。」腳底有涼風，是腳底湧泉穴在呼吸，採用「呼接天根，吸接地軸」的呼吸法，可以在一呼一吸之間導引天地人能量對流。

練氣或冥想時，我們的腦波會呈現與宇宙意識相應的 α 波。但是，一般人在清醒狀態之下，想要將腦波轉為 α 波並不容易，必須經過長期的練習才辦得到。丹麥哥本哈根甘乃迪學院的腦部研究人員曾經針對瑜伽靜修者實行檢測，結果驚訝的發現，靜修的人可以明顯的控制意識狀態。他們檢測出瑜伽靜修者可以在深沉的呼吸及伸展全身肌肉的狀況下，即使睜開眼睛，也能出現高 α 波，換句話說，瑜伽行者在做體位操時可以進入「動態靜修」的境界。

古真云：「行住坐臥不離這個。」身體氣機啟動之後，最好時時刻刻保持運轉，如果氣機時動時停、時無時有，功夫將難以進步；就像蒸包子一樣，一會兒開火，一會兒停火，包子就蒸不熟。現代人生活緊張繁忙，如果不能保持身上常有氣感，練功便很容易中斷。

醫學家為了檢測關鍵性的腦波訊息及意識層次，特以Pmax〔α (f)〕代表定點α波最大百分率。一般人在睡眠或閉眼狀態下，其Pmax〔α (f)〕值最高不超過44±3%的範圍；但實驗小組曾針對某禪修高人檢測，高人在清醒的狀態下所測得的值仍高達100%。這就是道家「行住坐臥不離這個」的真正涵義，分分秒秒都必須保持在「氣功態」的狀態，此即道家所謂的「長生須伏炁」的道理，時時讓身體被穩定的慢波包圍，能讓生命力維持在高峰。

但是，因為心亂則氣散，想要達到動態靜修的境界，必須具備很好的修心功夫，亦即必須隨時隨地保持清靜，所以修行高人自然顯現與世無爭的超塵風範。

尹真人曰：「人若根源牢固，呼吸之間，可奪天地之正氣，而壽命延長。」根源牢固指的就是「其氣在下」的情形，表示下半身攝能力量強健；因為肚臍亦稱命蒂，是為人之根，利用呼吸將能量導入肚臍及丹田謂之「歸根復命」。氣與電流的特性相同，陽氣永遠朝著陰氣流動，練氣須先練地陰，就像一般的電器用品接了地電比較不會漏電一樣；而呼吸時，進入身體的能量如能向下流動，基本上都是有益且安全的。

簡單的說，所謂的「氣功」，其初步涵義就是「利用呼吸啟動身體的氣機」。天地萬物都是陰陽對照的，若以氣、血二者而言，則氣是陽，血是陰。氣的性質輕清，年紀越大，它越上浮；血的性質重濁，年紀越大，它越下沉。如果我們能夠反其道而行，將氣導引向下與血形成氣血交融的狀態，血液重獲生命力回流全身，自然身強體健、駐顏延年。

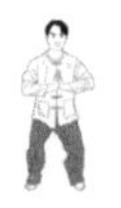

以嬰兒為師

小嬰兒還沒有忘記他在娘胎裡的呼吸方式，他像一個嶄新的電池，在一呼一吸之間，與自然界的能量諧波共振，不斷取用源源不絕的能源。

美國《科學人》雜誌於二〇〇二年十月號曾刊載一篇「尋覓抗老藥丸」的文章，文中由美國國家衛生研究院老化研究所的五十一位科學家共同發表一份聲明，他們認為：目前市面上沒有任何治療方法，經過證實可以延緩人類老化。

「長生不老，青春永駐」是道家鑽研最深的課題，數千年來，投入畢生心力思考研究、親修親練的人不計其數，所留下的典籍資料也汗牛充棟，道家前輩如果看到科學人雜誌的這則報導，鐵定會跳出來大聲抗議。東方與西方養生觀念確實存在著極大的相異之處，對於追求長生，西方著眼於治療，屬於「身外求」；而東方則著眼於修練，屬於「身內求」。

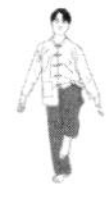

前文提及《內經》所談論的人體十歲以後的變化，但是十歲以前的兒童又是怎樣一個狀況呢？兒童無時無刻不在成長，若要描繪兒童的血氣狀況，可以用「充滿生機，欣欣向榮」幾個字來形容。單以兒童粉嫩的肌膚來看，即充分顯示細胞正在快速分裂增生的現象。少數練氣有成的人，到了老年修到鶴髮童顏的境界，「童顏」表示生命產生逆轉現象，細胞活化新生，回復到孩提時期的功能。

若水問：我常會覺得腰酸，用氣去沖它，雖然當下會覺得舒服一些，但過幾天又酸了，爲什麼不能根治？

師父答：腰酸的原因有時候是阻塞引起，但有時是細胞退化的緣故。治腰酸要讓細胞活化，必須多花點時間守著它，而且必須找到病灶的正確位置，一方面去除舊細胞，一方面增添新細胞。

想要獲得健康，最直接的途徑就是提升人體攝能效率，常保氣血旺盛。從抗老醫學的觀點來看，在細胞層次阻止人體老化提早來到，乃是最根本的做法；但是，我們應該如何維持細胞的生機呢？追根究柢的說，只要永續供應細胞充足的能量，細胞的活力就不致衰退。

二〇〇九年，美國總統歐巴馬甫上台即重啟幹細胞的研究計畫，使全世界在這方面的研究更加如火如荼。幹細胞研究的最終目標，是要替換或重生身體中衰老的部位，像是糖尿病患胰臟中製造胰島素的細胞，或是帕金森氏症病患製造多巴胺的神經細胞。世界各國研究團隊陸續發現，間質幹細胞（Mesenchymal Stem Cell, MSC）可在體外分化成為硬骨骼及脂肪細胞，以及分化成為肝臟、軟骨、肌肉等組織細胞。

二〇〇八年年底，台灣陽明大學與台北榮民總醫院合作，完成世界首例人類幹細胞成功修復老鼠脊髓損傷研究，將人類的臍帶間質幹細胞植入脊髓損傷老鼠的受損脊髓處，結果發現，人類臍帶間質幹細胞會分泌生物激素，成功修復老鼠受損神經，使老鼠下肢因而恢復行動能力。當我們練氣自療時，攝取天地陰陽能量進入細胞，讓衰老細胞重獲生機，是否也可視為一種最方便的細胞療法呢？

華盛頓郵報科學作家倫斯伯格（Boyce Rensberger）在《一粒細胞見世界》這本書裡面就提到，在「不斷引入外界的能量」的條件下，細胞是可以不死的。練氣的人如能長期產生電磁場籠罩全身，此時細胞不斷充電，達到經常「餵養細胞」的效果，即可延長細胞的生命力，器官功能也能常保不衰，不致產生「五臟皆虛」的老

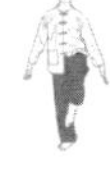

化現象。此即健康長壽的根本之道，道家長生之術的奧祕盡在於此。

我們試將兒童與老人做一比較：兒童每天長大，其血氣曲線是向上的；而老人則日漸衰弱，其血氣曲線是向下的。到底是什麼原因造成兩者之間如此南轅北轍？若以人類生存的基本條件——食物、陽光、空氣、水來對照觀察：在食物方面，嬰兒只喝牛奶，老年人的食物相對反而較為多樣，所以食物並非主要原因；至於陽光和水，兒童與老人所得到的供應並無顯著高低。從以上的分析可以推知，食物、陽光、水這三項並非權衡老人與兒童氣血衰旺的絕對指標，那麼，剩下的最重要關鍵，就是呼吸（空氣）這一項了。

有些研究腦電圖的科學家以五歲以下的幼童為對象加以檢測，結果發現幼童的腦部都固定採取 α 模態運作方式，而非成人意識的 β 模態，這就是中國人所說純真的「赤子之心」；而且兒童接納宇宙能量場資訊的能力遠超過成年人，有些兒童甚至還擁有前世的記憶。部分嬰兒甚至可以看到成人的元神，當元神長相醜陋的人靠近要抱他的時候，他就嚇得號啕大哭；還有人以為，嬰兒在睡夢中突然咯咯笑是在與靈界的朋友嬉玩。由此可見，嬰兒的體質尚處於「先天意識」與「後天意識」的過渡階段，嬰兒與宇宙之間尚保有能量及信息的溝通管道。

科學家發現，嬰兒在三、四歲以前仍舊採用腹式呼吸，《內經》所說的「人生十歲，其氣在下」的理論，得到了科學的認證。

八至十三赫茲頻率範圍之內的腦波稱為 α 波，普通人在什麼狀況之下會產生 α 波，至今仍未有定論。科學家偵測到它可能來自大腦後區皮質，但會受到視丘的影響而有所改變。近三十年來，有一些學者投入「如何控制 α 波」的研究。所謂的 α 波生物回饋法（alpha biofeedback method）就是利用意志力去調節自律神經，達到放鬆自己的目的。實驗證明，注意力集中時我們可以影響自己的肌肉反應、心跳速率、腦波、血壓及皮膚表面的電活性等等生理機能，假若我們想要以科學的語言分析氣功的作用，生物回饋的現象可以做為部分的學理依據。

生物回饋法的原理，與《內經》所說的「恬憺虛無，真氣從之」道理是相同的，真氣既然在身心放鬆的狀況下才會進入身體，可見《內經》所說的真氣與 α 腦波實為同類之物。

一世紀前，有位美國心理學家威廉．詹姆斯（William James）就設計了一種實驗來說明身與心的關係，證明呼吸可以反映出一個人的生理和心理狀態，只要呼吸形態一改變，身心狀態自然就跟著改變。比方說，呼吸速度如果降到每分鐘低於八

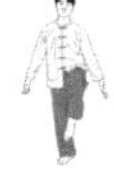

次時，腦下垂體就開始完全地分泌；如果再降到每分鐘低於四次時，松果體就開始作用，身體也逐漸進入冥想狀態。這個現象顯示了一個道理：調整呼吸，即可調整身體能量的頻率，呼吸加快則能量趨向快波，呼吸變慢則能量趨向慢波。

胎兒在母親子宮裡的時候，由於尚未啟動呼吸系統，這時胎兒的呼吸方式稱為「胎息」。胎兒雖然經由臍帶與母親相連而得到營養及氧氣，但是胎兒的器官、細胞運作所需要的電能還是必須由自己攝取。「胎息」即是不經過呼吸系統的作用，直接由全身穴道及細胞與宇宙溝通而得到能量，此即唐代道士施肩吾所說「天人同一氣，彼此感而通；陽自空中來，抱我主人翁」的現象。老子也說：「專氣致柔，能嬰兒乎？」嬰兒無思無慮，腦波與大自然能量的頻率諧波共振，能夠全身聚氣而且柔順和暢。

練氣進入氣功態、入定態時出現的慢波與胎息相似，兩者共同的現象在於肺部呼吸的功能降至最低，因為身體的能量已經由精轉炁，也就是由電能轉成磁場，電能透過呼吸攝取，而磁場透過感應攝取。宋朝曾慥編著的《道樞》一書，匯集了南宋以前道家養生術之精華，他在〈呼吸篇〉中說：「凡人以有息為常，聖人以無息為常。」綜觀各家道書，修道前輩皆以「息住脈停」為悟道之際的證驗。

根據科學家測量得知，成人前額的腦波幾乎完全呈現快速的β波，這是因為人類的生活充滿了緊張與壓力的表現。β波是一種運動波，它的能量趨向外放，用以應付來自身體外界的資訊，或供給身體活動所耗費的精力。但是，當我們處於放鬆、平靜、專注的時候，腦波便會轉變成較慢的α波。α腦波在年紀小的兒童身上常常出現，而且年齡越小，α波越強；剛出生的嬰兒，腦波幾乎都是慢波，可見新生嬰兒的「胎息」功能尚未完全退化，腦部尚未發育完全，後天意識尚未完全取代先天意識。

施肩吾在《養生辨疑訣》一書中說：「行氣之法，但泯思慮，微微元氣，自然遍體。」意指練氣應當凝神靜心，聽任鼻息悠長自然，全身自可因感應而充滿能量。靜坐之中當腦波穩定出現α波時，便很容易進入「氣功態」，進入氣功態時感覺全身麻麻的，身體也變得很輕，這個現象意味全身處於充氣、充電狀態，我們的身體並會隨著呼吸而一脹一縮，類似所謂的「全身皮膚呼吸」。

嬰兒的腦波既然與靜坐的氣功態同屬α波，可想而知，嬰兒的呼吸不只「其氣在下」，而且是「其氣在全身」。襁褓中的嬰兒只要一動，四肢、全身皆動，由此推知，嬰兒的身體被能量所籠罩，全身的細胞處於氣場的包圍之中，誠如明朝袁了凡

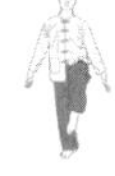

《攝生三要》所言：「人在氣中，如魚在水中。」

現存最早的一部兒科著作《顱顖經》說：「凡孩子三歲以下，呼為純陽，元氣未散。」古代醫家認為幼兒為純陽之體，其呼吸尚且可與天地能量連通，因而生機旺盛，發育迅速。

剛出生的嬰兒，頭髮、手指頭、腳趾頭都可看得到「漩渦」，因為旋轉能夠產生吸力，這個現象顯示胎兒在運用胎息時，全身處於「攝能」狀態，尤其神經末梢更是能量的入口，由於這些部位不停的旋轉吸能，指紋、髮漩即是能量旋轉時留下的痕跡。因此，初生嬰兒全身的氣場仍處於開放狀態，全身的細胞對外來的能量依舊非常敏感。科學家也發現，初生的嬰兒，觸覺感官的敏感度是很高的；也有少部分觸覺感官敏感度過低的嬰兒，不但感覺遲頓，肌力不足，而且可能出現生長遲緩的狀況。

阿法問：今天下班後甚爲疲倦，但仍打坐練氣，坐了一會兒，丹田開始律動，速度極快，約一秒鐘震動四次，即使下座後仍然持續。自從在台北與您見過面，回美之後，進步特別快。我的頭髮原已灰白，而且又直又粗，但是最近我發現頭髮變細變軟，而且也較黑一些，一向幫我剪髮的太太也注意到了。

六指答：血氣旺盛的人，毛髮大都粗硬。你現在身上的能量頻率逐漸轉爲慢波，氣的質量逐漸變得較爲精細，所以毛髮發生了一些變化。自古以來常把白髮轉黑視爲養生的一大標準，相書說：「髮爲血之餘。」充足的氣血上潮頭部，能夠提供毛髮營養，所以修道家說：「久視泥丸，白髮轉黑。」

有人認為，α 腦波是人體與天地能量交流所用的頻率，目前，科學家大都以 α 波做為探究靜修奧祕的主要指標，因為它能夠用來區隔及辨識清醒、睡眠、夢境、附身、通靈等不同意識狀態的腦部活動。陽明大學腦科學研究所研發一種「意念開關」的頻譜分析儀器，讓行動不良的病人利用意念就可以開關遠處的電器用品，但必須腦波處在 α 波的狀態下，這種儀器才會起作用。

小嬰兒還沒有忘記他在娘胎裡的呼吸方式，他像一個嶄新的電池，在一呼一吸之間，與自然界的能量諧波共振，不斷取用源源不絕的能源。在嬰兒慢慢長大的過程中，他學看、學聽、學說、學動作，六識感官逐漸變得靈敏，後天意識日趨成熟，開始學習自立生活，腦波也逐漸轉變成β波，運動神經越來越發達，全身呼吸的能力也就漸漸消失了。

悟靜問：練氣功直接從靜坐入手，進入氣功態時，身心一動，氣就會不見，如果從鍛鍊丹田入手，就不會有這種情形嗎？

六指答：身一動心，氣會不見，是因爲腦波由α波轉回β波，因爲人在清醒狀態，α波會消失不見。丹田氣練得好，在清醒狀態就能同時擁有α波及β波，亦即所謂的混元氣，行住坐臥全身都會被較寬頻譜的能量所籠罩，這也是武術氣功的基礎。

《樂育堂語錄》說：「無論行住坐臥，總要將神光下照於丹田之處，如此日積月累，自然真氣沖沖，包固一身內外。」在數十寒暑的人生歲月當中，呼吸最有效率的時期卻是在牙牙學語的嬰兒階段。我們應以嬰兒為師，透過丹田守竅練氣的方法，學習重啟兒童的攝能模式，人體時時刻刻被能量所包圍，沐浴在能量之中，自然能夠讓我們健康無病，青春常駐。

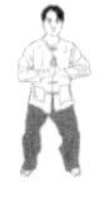

嬰兒、青少年必須攝取充沛的能量，以供快速生長之需，氣血維持在高檔；但是步入中年之後，身體氣血即開始退化，這時候必須速謀補救。中年開始學習氣功，提高呼吸效率，的確是維護健康的必要措施。為了避免到了老年罹患各種慢性病受到病痛的折磨，以及長期看診吃藥所造成的生活品質低劣，不如每天花少許時間練習氣功，你所花的心血絕對不會白費。

呼吸是生命力之源

在人生數十年的光陰裡面，呼吸的效率是好是壞，對我們的健康及壽命產生很大的影響。

在人體的各種器官當中，呼吸是我們唯一可以用意識干預的生理運作。但是呼吸有好的呼吸，也有壞的呼吸，在人生數十年的光陰裡面，呼吸的效率是好是壞，對我們的健康及壽命產生很大的影響。一般人的呼吸粗而短、不能細而長，急而淺、不能緩而深，這就不是良好的呼吸。

生理學家實驗證明，一個人在練習氣功時，一呼一吸都會對神經系統產生不同的影響。呼氣時，中樞興奮擴展到全身的副交感神經；吸氣時，中樞興奮擴展到全身的交感神經。呼吸能夠協調交感神經與副交感神經的平衡，因此學習良好的呼吸方式，對我們的健康至為有益。

《內經．靈樞．刺節真邪篇》說：「真氣者，所受於天，與穀氣並而充身者也。」穀氣是我們從食物中得來，食物除了含有營養之外，《內經》所指的穀氣，其「氣」可以認定為生物能量。而來自於天的「真氣」，既然與穀氣混合成為充身之物，據此推理，真氣與穀氣的成分必為同類或相近之物，否則無法合流。

至於真氣為何與穀氣成分相似？只有一種解釋合乎邏輯：我們所吃的食物，不論是動物或植物，其中所含的穀氣及能量，同樣是來自「所受於天」的真氣；換句話說，動物、植物吸收了天地真氣，然後轉化為穀氣，我們吃進食物吸收穀氣，等於間接的攝取了天地的真氣。我們可以大膽假設，透過人體的某種機制，真氣可以轉化成為生物能，用來養育我們的身體，「辟穀」的人不需飲食可以長期活命，此一現象常見於古今的報導，據此推知，辟穀者只靠攝取真氣即可維持生命的運作。

《內經》既然指出真氣與穀氣都可以用來「充身」，表示兩者也都會消耗，必須隨時補充。至於穀氣與真氣各自透過何種管道進入身體？穀氣來自食物毫無疑義，人一天不吃飯就渾身乏力即可證明；但是，「真氣所受於天」的補充管道為何呢？我認為捨呼吸別無他途。總之，《內經》這段話透露一個訊息，人類攝取能量賴以生存的管道有二：一為飲食，一為呼吸。

《內經・上古天真論》：「上古有真人者，提挈天地，把握陰陽，呼吸精氣，獨立守神，肌肉若一，故能壽敝天地，無有終時。」《內經》既說「真氣所受於天」可以用來充身，又說「呼吸精氣」可以壽敝天地，可見真氣等同於精氣，而呼吸則是攝取真氣、精氣的途徑之一。道書記載，有些修道家在深山石洞閉關，可以很長的一段時間不進飲食，應該也是利用呼吸攝取能量維持生命。

目前，飲食健康的資訊大行其道，許多醫師及營養專家紛紛著書、演講，或受邀上電台、電視現身說法，指導民眾透過正確的飲食增進健康。在追求健康之際，正確的飲食固然重要，但是人體攝能的另一管道——呼吸，卻較少醫學家針對其重要性深入研究。善用呼吸強化氣血，實為增進健康的治標治本之道。現在我們就來分析呼吸的功能，基本上呼吸有兩大作用：

（一）攝氧作用

我們將空氣吸入肺部之後，藉用肺泡與毛細血管的壓力差進行氧氣與二氧化碳的交換，讓身體能夠維持一切的生理運作。缺氧會導至血液攜帶營養的功能減退，毒素無法排出，並使免疫系統失調，是所有疾病形成的一大原因。一般人的呼吸大都太淺，換氣量不夠充分，有些廢氣貯留在肺的邊際角落，造成不能進行氣體交換的死腔（dead space），以致身體老是處於輕微的缺氧狀態，新陳代謝效率不佳，提高了罹患疾病的機會。

（二）攝能作用

黃元吉《樂育堂語錄》說：「夫人之身所以爽健者，無非此後天之氣足也。氣何在？即身間一呼一吸，出入往來，氤氳內蘊者是。」人身的健康，有賴於「後天氣」的充分供應，後天氣即是經由呼吸所吸入的空氣。但是黃元吉指出，口鼻出入往來的空氣，有一部分是「氤氳內蘊」之氣，這四個字可以解釋為「能量滲透、瀰漫全身的感覺」。孟子曰：「我善養吾浩然之氣。」孟子說氣弱時為平旦之氣，但是，氣越養越壯，氣壯時可以至大至剛，懂得養氣的人，可以覺知自己身體氣的強弱。

經由呼吸攝能作用得來的氣，類似瑜伽所說的Prana，意指「萬物的原始能量」。呼吸時除了在肺部進行氣體的交換之外，另有各種能量隨著空氣進入我們的身體，其中最主要的是電能，也就是《內經》所說的陽氣。

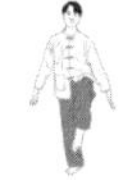

陽氣藉由呼吸系統進入人體，並透過口鼻、心臟、丹輪、穴道以及細胞加以攝取，做為推動氣血、營運全身的動能，這就是黃元吉所說的「氤氳內蘊」之氣。我們的身體，大至肢體的活動、臟腑的營運，小至腦部的思考、神經的傳達及細胞的工作，都需要電能的供應；易言之，人體必須經由呼吸不斷的充電，才能進行正常的運作。

LKK問：當我靜坐約二十分鐘後，呼吸會越來越慢，漸漸進入好像沒有在呼吸狀，可是久久又有在吸氣，這種情況是何原因？

六指答：這二十分鐘是你身心入靜所需的時間，這時你的呼吸開始趨微，表示身體的能量改變了。練氣的階段，可以用呼吸的情形來切割；人活著就得呼吸，所以練命必須配合呼吸，在空氣中攝取精氣供給身體運作。「呼吸停斷，眞息始生」，等到後天呼吸停止，進入胎息，那就是修性的境界。但是，兩者之中有一個「過渡能量」，那就是介於修命、修性之間的「炁」，因此會呈現「微微呼吸」的現象。

有氧運動由肯尼・庫柏(Knneth Cooper)博士於一九六〇年代開始於美國推展，以訓練心肺功能為主要目的，以後推行漸廣，許多運動如舞蹈、游泳、健走、單車、拳擊等也都冠上「有氧」之名，但是經過後續研究之後，「氧化」與「抗氧化」之間也存在著衝突調適的問題。

中國的氣功以及導引術等養生法，性質比較偏向於西方醫學所說的「身心運動」，例如太極拳、八段錦、易筋經、瑜伽術、外丹功……等，這類運動與有氧運動最大的不同在於「意念與動作結合」，並且還要搭配呼吸的調整，若與有氧運動的理念相較，此類的運動可稱為「有氣運動」。

自從近年來新時代（new age）運動興起之後，許多人開始熱中於靈性的修行，社會上出現了不少靈修團體，派別五花八門，像宇宙靈氣、內觀、超覺靜坐等。有些人面對生活中的煩惱，不斷以「上課程」來尋求心靈治療，變成「靈修上癮症」，反使人生變得更糟。修練的原則應該能量及意識的層次同步提升，如果只求改變意識，而忽視能量的鍛鍊，可能會產生一些難以控制的弊病。修練從呼吸吐納、導引等鍛鍊能量的根基功法練起，才是安全穩當的步驟。

修行有所謂的「法財侶地」四大要件，練氣修道的首要關鍵就是要獲得正確的

「心法」，心法即是「練功時意念的運用方法」。肢體運動的目的在鍛鍊筋骨皮肉，運動的過程是在使用身體的能量，因此運動之後會感覺疲累，必須經過休息、睡眠補充能量之後才會再度精力充沛。

但是，我們在運動的時候，如果能同時併用「意識指揮能量」的機制，一面耗氣，一面補氣，運動效率將呈現大幅的提高，古代俠士、戰將的體能為一般人所望塵莫及，關鍵即在具有高超的用氣功夫。導引術即是配合呼吸吐納的身心運動，是一種初步功法，它可以藉著肢體的運動而導引能量流動，讓我們的體能不致透支，越練越強。

年輕人身輕體健，活潑好動；老年人身體笨重，行動遲緩，造成兩者狀況相反的因素在於呼吸所得的能量不同。我們所吃進的食物，經分解後成為葡萄糖進入血液，送往全身細胞後，再變成丙酮酸（Pyruvate）進入粒線體產生能量 ATP（三磷酸腺甘酸 adenosine triphosphate），這就是體力的來源。

但是，有謂「氣飽不思食」，許多長期練氣的朋友都有一個感覺：平常不覺得肚子餓，但是精神、體力依然維持在高檔，可見氣的能量與食物的能量為同類之物。《悟真篇注疏》即說：「丹成氣滿，自然絕粒。」我們不禁要做一個大膽的假設：丹田經過長期的鍛鍊之後，小腹肚皮的細胞，其「轉譯能量」的功能已經超過尋常的細胞，當我們吸氣進入丹田時，丹田的細胞就將氣轉化為ATP為身體所用，此即道家所說的「練氣化精」。

《內經》云：「膻中者，為氣之海。」膻中亦即瑜伽所謂「心輪」的位置，當我們呼吸的時候，宇宙中的能量也隨著空氣進入體內。因為我們的心輪本來就自始至終不停的旋轉，旋轉產生吸力，這時由呼吸帶進身體的能量就有一部分會被心輪所吸收而成為心電，供做心臟跳動、血液循環之用。《黃帝岐伯按摩十卷》云：「血行脈內，氣行脈外。」我們全身遍布大小血管，血管壁的氣脈與心電諧波共振，血管才有足夠的壓力將血液輸送至全身順利循環。

急救之術稱為「心肺復甦術」，因為心與肺的運作是連動的，呼吸停止，心跳也告停止。《內經・靈樞・五十營篇》：「一呼脈再動，氣行三寸；一吸脈亦再動，氣行三寸；呼吸定息，脈行六寸。」《內經》這句話指出血液循環與呼吸節律的關係，氣為血之帥，呼吸不但吸氧入肺，同時也吸電入心，然後與血管脈外諧波共振，以擴張、收縮血管運輸血液。

近年來不少醫學家針對心輪、心波加以研究，發現心輪會發生功能低下的狀

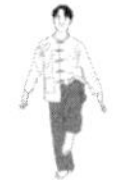

況，表示進入心臟的能量減少，因此造成種種的心臟疾病。《內經．痺論》說：「心痺者，脈不通。」脈不通造成氣血阻塞，致使心臟功能低下，如果阻塞情況嚴重，可能會在運動過度或工作過勞的情況下奪人性命，有些不明原因的猝死者，可能肇因於氣脈不通所造成的心臟痲痺。

總之，《內經》所說的氣血，其中「氣」這個字絕非單指現代醫學上的氧氣，它還包含了其他種種「能量」，這些能量左右著人類的體形、容貌、體能、疾病、壽命等等一切生命現象。以解剖為理論根據的現代醫學，因未能掌握「氣」對身體所造成的影響，以致有許多疾病原因不明，無法對症醫治。

生命現象的維持有兩個必要條件：營養的攝取以及垃圾的清運，在這兩種人體生化過程中，皆絕對缺少不了電能、熱能，有這兩種能量才能進行一切生理運作，故《內經》說：「人之血氣精神者，所以奉生而周於性命者也。」血氣是維持生命活動的根本，而血氣是以陰陽能量周流的方式運作，萬病皆因能量循環受阻而生。

丹田主司練氣養氣

經脈以丹田為根據地，丹田不但是人體的電池，也是氣的工廠和倉庫。

前文提到《內經》「人生十歲，其氣在下」的敘述，到底「在下」指的是身體的哪一個部位呢？人體上半身為陽，下半身為陰，而上、下半身是以肚臍為界，因此，《內經》這句話意指十歲左右的少年，其呼吸的能量可以直達肚臍以下。易言之，人在少年時期，肚臍以下的細胞都還保持敏感的攝能能力。

呼吸必須「其氣在下」，深入人體下半身，能量才能灌溉全身，但是，我們的下半身哪一個部位適合練氣、養氣呢？最能符合條件的部位只有丹田這個位置，因為丹田呈袋狀，而且柔軟無骨、可伸可縮，擔任氣的運輸工作的經脈也都以丹田為根據地；丹田不但是人體的電池，也是氣的工廠和倉庫。

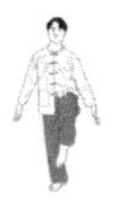

丹田正對背部的相對位置，即是人體發力中心的仙骨，仙骨的作用在傳輸能量以供身體活動之用。我們利用丹田儲存能量，用仙骨輸出能量，不論任何方式的修練，包括修道、武術、導引、瑜伽、運動、勞動，都以丹田為能量的大本營。

《達摩祕功》為少林內功之精華，書中特別強調呼吸吐納之重要，練功時以意領氣，使氣血隨著意念匯集於丹田，令人身強體健，益壽延年。丹田的作用是：「呼吸出入繫乎此，陰陽開合存乎此。無火能使百體皆溫，無水能使臟腑皆潤。關係全身性命，此中一線不絕，則生氣一線不亡。」丹田是人的能源中心，我們若想自療自癒、養生保健，就必須鍛鍊丹田。

春秋戰國時代的扁鵲被尊為中國古代第一神醫，他所著的《難經》是中醫學的四大經典之一，書中說：「丹田者，人之根本也。」又說：「臍下動氣者，人之生命也。」學習氣功，第一個必要的步驟就是呼吸吐納：利用呼吸將「氣」吸到丹田，儲存在丹田，並將之轉化為生物能量供給身體所用。

為什麼呼吸「其氣在下」時，可以讓我們身輕體健、青春常駐呢？《內經》說：「水火者，陰陽之徵兆也。」陽主火，陰主水，因為人身上半身屬陽，下半身屬陰，所以丹田稱為「陰海」。我們呼吸時吸進丹田的成分為帶有火氣的陽氣，我們呼吸時，如果能將陽氣送達丹田與陰氣會合，這就叫做「火入水鄉」，也叫「水火既濟」，《靈寶天尊說救苦妙經》曰：「行水不行火，則氣難上騰；行火不行水，則不能薰蒸。」丹田的功能即在媾和陰陽，啟動生化作用。

道家的練氣口訣是：「坎中之水，引之上升；離宮之火，導之下降。」如果你照著這個口訣修練，那是行不通的，因為道家前輩常會故意將口訣的前後順序加以顛倒，一開始就想汲引下半身的水上升，怎麼可能?!必須先行導引心火（離火）進入丹田（坎水）之中，水遇火而發熱產生動力，水氣才會上升。

孟子說：「氣者，體之充也。」我們將身體比喻是一個皮球，丹田及肚臍即是打氣的進氣口，皮球灌足了氣就能彈得高、跳得遠，所以當一個人出現體弱氣衰的現象時，必須往丹田、肚臍充氣，才能讓我們精神充沛，輕安少病。

Peter 問：可否再教我們一些簡單的武術氣功？一般氣功身體越鬆越靜，氣感會越強，但是一用力，氣就散掉了，如何才能運氣到手掌打破一塊木板而氣不散？

若水答：武術家說：「丹田者，氣力之府也，欲精技擊，必健丹田。」丹田氣壯之後，接下來必須「布氣」，將氣運到筋骨皮肉來，然後用道具拍打，經過長久的拍打，氣就會不斷聚集在拍打的地方，讓它變得非常強硬；另一方面則須不斷地練習攻擊的技術及力道，所以武術氣功是「打」出來的。你說的「身體越鬆越靜，氣感越強」，這種氣是靜坐守竅練出來的，是電磁場，作用在神經系統，無法用在肌肉使用力氣，要擊破木板必須鍛鍊外家功夫。

筆者自年輕時開始練功起，每天最主要的功課就是鍛鍊丹田，練習龜鶴揉腹功半年之後，便開始加上撞擊丹田的功課。最先是找一塊堅韌的牛仔布，裡面包了黃豆，兩端縫起來，然後用這個黃豆砂包打肚子；大約三個月之後，黃豆包打擊的力道不夠了，就要丟在一邊，改用小木槌；小木槌力道不夠了再換中木槌，接下去再換沉甸甸的大木槌；自己打不過癮，還要師兄弟互相「修理」，終於將丹田鍛鍊得跟打足氣的輪胎一樣堅固，別人用拳頭重擊肚子都不痛不癢。有一位師兄還到日本表演，讓人家用大鐵槌打肚子，還可以讓汽車從肚子上開過去。

丹田練壯了之後，將氣運到背部或四肢、頭部等部位，利用皮製砂袋拍打，經過長年累月的鍛鍊，全身筋骨皮肉逐漸變得堅韌，與人過招挨打時比較不易受傷，這就是鍛鍊「武術氣功」或「硬氣功」的方法，也就是所謂的「銅筋鐵骨」、「鐵布衫」。用捶打的功法練丹田，由於撞擊力、震動力很大，在練習的過程中可能產生脫肛、脹氣、頭昏、血壓升高等現象，其中包含許多訣竅，須由專人指導才可練習。

假若練氣的目的僅在養生，只要丹田吸足氣之後用手掌拍打即可，方法是：膝蓋稍微下蹲，丹田吸足氣，閉氣用橫膈膜壓緊，兩手掌舉高輪流下落拍打小腹，練個十分鐘左右；初練時打輕一點，練久了再逐漸增加力道。長期練習可保腹力不鬆，全身血氣暢通。（圖 2-3, 2-4）

2-3～2-4

膝蓋稍微下蹲，丹田吸足氣，閉氣用橫膈膜壓緊，兩手掌舉高輪流下落拍打小腹。

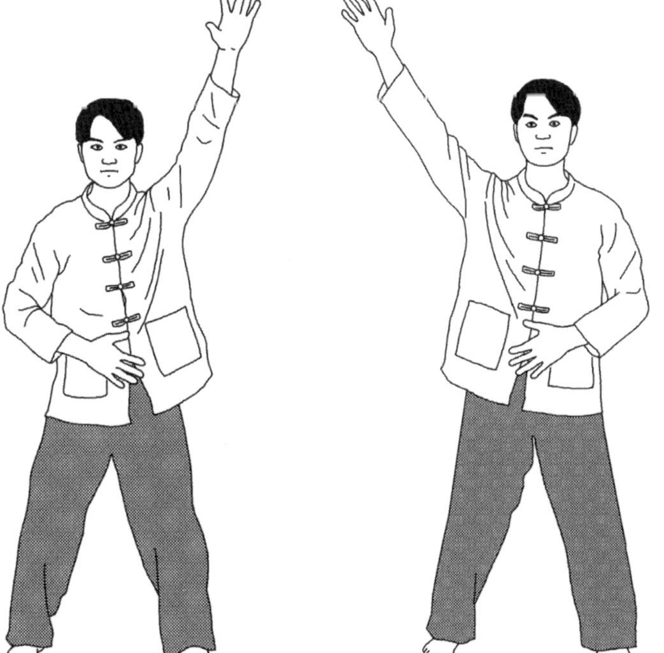

如何脫胎換骨？

全身濁氣越排越乾淨，令人感覺身體無比清爽，修道家所言之脫胎換骨的境界，庶幾近矣！

丹田究竟有什麼奧妙？道家前輩說：「不過若一氣囊耳，如氣不沉丹田，則囊扁而不開。」丹田的氣囊在兒童時期原本是張開的，而且充氣功能良好；隨著年歲的增加，它會逐漸消扁，變得無法納氣。

實行腹式呼吸時，由於用心用力不斷起降小腹，無形中將空氣中的能量引進丹田，丹田經過長期的鍛鍊，逐漸充滿能量；再加上利用守竅的聚氣作用，長期的往丹田的中心充氣，有朝一日氣囊將重新開竅，變得堅硬富有彈性，逐漸提高密度而使腹壓增高，產生足夠的壓力使腹腔靜脈血液回流，血氣運轉順暢；並進一步推動腦脊髓液循環加快，優化內分泌，增強免疫力，進而提升全身器官機能。

長期以丹田呼吸就是「養氣」，而經過長期養氣，讓氣的滲透力、推進力變得豐強，能使丹田網膜囊（Omental bursa）下部已經黏合的兩層網膜空腔越來越開，而丹田也就能儲存更多的氣，使丹田越來越壯，並且可藉由溫養的程序練化、提升氣的層次。

此外，我們再利用守竅、拍打或捶練的方式不斷的鍛鍊丹田，使得丹田及其附近細胞對於能量的敏感度提高，可以吸收更多的能量，充沛的能量即可經由奇經八脈輸往全身，灌溉筋骨皮肉及五臟六腑。這個過程說明了《內經》所說「其氣在下」的生化作用，此即練氣養生的基本原理。

不只是丹田，其實我們的整個胸、腹之間都布滿了網膜囊，但是這些網膜囊遲早也都會出現黏合的現象，影響清氣的流通以及濁氣的排泄，以致污濁之氣充塞其間。

清朝名醫唐宗海在《醫經精義》一書中說：「胸腹之內，通身之膜皆是三焦。」三焦主持諸氣，總司人身體內氣化之運行，練氣的人長期運氣灌注全身，目的在打通三焦，也就是將胸腹間的囊膜全部打開，讓氣可以順利新陳代謝，此乃練氣的人所追求的一個重要里程碑。

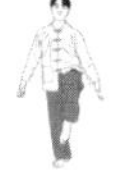

Until問：今天練功時候感覺到全身都「滿」了起來，就像是吸氣到丹田那樣，好像身體裝滿了「東西」。

六指答：你吸進身體的能量，讓全身細胞變得更加靈敏了。長期練氣，氣場就會逐漸滲透全身而進入氣功態，在體內及體外之間建立能量通道，細胞得以時時充電而活化，這是道家養生境界的一個分水嶺。

一旦打通三焦氣，氣體可以順利由上往下、由左往右流動，胸腹之間會發出行氣通脈的「龍吟虎嘯」之聲；五臟六腑之間的網膜囊打開時，也會出現必必剝剝之聲，全身濁氣越排越乾淨，令人感覺身體無比清爽，修道家所言之脫胎換骨的境界，庶幾近矣！黃元吉《道德經講義》說：「煉精煉氣，陽火一臨，陰霾盡消，陳年老病，悉化為瘡瘍腫血，從大小便而出。」先將身體的污穢清掃盡淨，實為練氣修道之一大要務。

《內經．靈樞．本藏篇》：「經脈者，所以行氣而營陰陽，濡筋骨，利關節者也。」人身的生理運作皆是陰陽的作用，而經脈正是陰陽流動時的行氣管道，氣之所至，使得我們的筋骨濡潤強勁，關節滑利靈活。因此，經脈可以說是人體的運輸、網路系統。

醫聖張仲景在《金匱要略》一書中指出「經絡受邪入臟腑」以及「四肢九竅，血脈相傳，壅塞不通」，致使氣血運行產生障礙，是發生疾病的最大因素。根據醫學家的研究，人身每一條經絡發生嚴重阻塞時，其相應的臟腑及部位常較容易罹患癌症。

《內經．靈樞．經脈》指出：「經脈者，所以能決生死，處百病，調虛實，不可不通。」經脈乃人體的營運網路，經脈不通將使我們的健康不保。遍布全身的經脈常會遭到阻塞，因此，練氣的最重要工作便是打通經脈。氣與實質的血液不同，氣無形無色，在解剖學上無法觀察經脈的分布與氣的流動。經脈到底如何運作呢？

經脈分為十二正經脈及奇經八脈兩大類，李時珍《奇經八脈考》：「蓋正經猶夫溝渠，奇經猶夫湖澤，正經之脈隆盛，則溢於奇經。」李時珍認為奇經八脈的作用在調節正經的流量。

醫療行為大都針對十二正經脈著手，而奇經八脈則被稱為「修行者之脈」，丘處機《大丹直指》說：「凡人八脈屬陰，閉而不開；仙家以陽氣沖開，故能得道。」

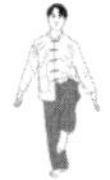

丘真人認為八脈乃先天大道之根，一炁之祖，是為先天、後天之通道。開通經脈是練氣的首要任務，經脈不通，則採氣、行氣等工作皆難以進行，練氣將受到阻礙而停滯不進。

西方醫學也針對中醫經絡學說多加研究，一般認為，經絡的形式，是生物電子運動相對較頻繁、電阻相對較低的量子層次通道。藉由生物電子動態不平衡的微觀變化，可以判定組織器官是否處於機能減退或機能亢進狀態。而我們的丹田通過特殊的呼吸修練方法，安爐生熱加以烹煉，能產生大量的生物電子輸送到全身，以增強經脈之氣的暢通運行。

經過二十世紀下半葉數十年的研究，經絡理論大約可歸納為三種學說：

(1)神經論：認為經絡的作用是神經元之間興奮電性傳遞的結果。

(2)體液論：認為中醫所說之氣血指的是人體中循著經絡運行的各種體液。

(3)能量論：認為經絡是某種物理能量與信息的傳輸管道。

其實，經脈的作用應是這三種理論的總合，易言之，經脈的功能包括神經傳達、體液運輸，以及能量、信息之傳遞。

不久以前我到花蓮參加高中的同學會，一位同學到火車站接我，路過慈濟醫院

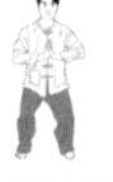

時，他說他兒子半年前因為發生車禍來住過院，我問：「受傷嚴不嚴重？」他說：「發生車禍時撞到腳部，但是經過檢查，骨骼肌肉都完好，說是筋膜受傷，兒子老是喊痛，經過兩、三個月才好轉。」

什麼是筋膜呢？它與網膜囊的性質接近。我們的身體是由骨骼和肌肉兩大部分組成，但是肌肉不會自動黏附在骨骼之上，它必須由「筋」和「膜」將之懸吊、包裹而成為一個整體，才具有足夠的強度；況且我們身上還有許許多多的關節，關節需要靈活轉動或彎曲，都必須由富有彈性的筋、膜來連結，這些筋膜即是行氣的管道。

阿土問：練體位瑜伽的拉筋，跟練氣功通氣脈是一樣的東西嗎？

六指答：《楊氏太極拳老譜》附錄〈太極力氣解〉說：「氣走於膜、絡筋脈。力出於血、肉、皮、骨。故有力者皆外壯於皮骨，形也；有氣者是內壯於筋脈，象也。」氣脈是筋膜上的網路，所以瑜伽體位的拉筋也可以通氣。時常拉拉筋，對健康很有幫助，睡覺起來伸伸懶腰，也是拉筋。但是拉筋時要貫勁，也就是氣要到位，才不容易受傷。

由於筋能通氣，有許多病症不明原因，從筋論治是一個好辦法，因為氣通了，病也好了。許多慢性病諸如前列腺肥大、脊椎病變、腰椎突出、關節無力等症狀皆與筋有關，因此中國自古即有撥筋理療之法，只要筋正氣通，常能去病於無形。中醫發現，穴位大都位於骨間膜之處，我們全身的筋、膜即是行氣的通路及介質。近年來，西方醫學家也發現筋膜的構造類似電信線路的光纖，就像布滿人體的電線與網路，不但供應能量，而且傳達訊息。

當筋膜受傷的時候，醫學儀器經常檢查不出受傷原因，因為它是能量的阻斷或堵塞，亦即所謂的「扭傷」，並非器質上的損傷，這種情況在運動傷害之中尤為常見。有謂「筋長一寸，命長一分」，經常拉拉筋，可以增加筋、膜的強度及柔軟度，強化其通氣功能；同時，因為筋主肝，所以拉筋有強肝效果。

其實，「其氣在下」的最主要功能在於它能夠促進「氣血交融」的現象。我在《氣的原理》一書提到桃園敏盛醫院高壓氧中心在一項「氣功對血液影響」的實驗中發現，一般人血液裡的紅血球串連現象，常造成臨床上產生疲倦、腦部缺氧等症狀，但在血液一經灌入氣功能量後，原本串連的紅血球隨即恢復成渾圓單顆的活潑血球，產生紅血球分離、活化現象；而且，一般而言血液離開人體只能存活約半小時，但經過氣功活化的紅血球活動力卻可以延續約五小時，代表紅血球經過陽氣氣化所產生的生命力增強現象，此即修道家所謂的「氣洗血」的功效。

據估計，一個中年人每天約有三千億到四千億個紅血球受到損壞，然而其再生能力已呈衰退，所以紅血球無法完全新生補足。練習氣功時，呼吸吐納的功能在增加肺活量及攝氧量，提高氣體代謝作用，並增強紅、白血球的功能，血液活化，等於恢復年輕體質。

細胞如能保持優良的電活性，即可充分發揮其生理作用。科學家證明，人與人之間，身體的能量會互相連線交流；敏盛醫院的實驗，是氣功師發出能量，利用念力驅動震波進入實驗的血液，讓血液中的細胞充電，與氣功師發功治病的過程相同。我們的身體每分每秒都少不了氧氣、能量的供應，因此想要保持全身血液生機蓬勃，自己練氣是為上策。

阿生問：近來讀了很多氣功書籍，心想練氣功雖然好，但它應該不是萬能的吧？練氣功可以治所有的病嗎？

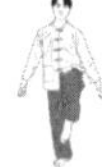

六指答：練習氣功的效用，在於把身體營造成一個能量充足、免疫力強、五臟六腑乾淨的環境，在這種情況下，我們就比較可能活得健康長壽。我在《氣的原理》一書中的「進階養生氣功」那一節介紹了不少前人留下的功法，都頗爲有效，關鍵是：你懂不懂得使用那些方法？現代人一切追求速效，生了病才來學氣功，期能治病，可能會緩不濟急，所以觀念上應該調整，平日就要注重養生。

我們長年練習氣功，如能將丹田練得氣滿、氣壯，則氣就會經由氣脈輸往全身，久而久之，能量會滲透進入筋骨皮肉、五臟六腑，此謂之「積氣養身」。我們平日工作、運動、遊戲都會耗氣，所以要經常加氣補充。

一般所說的腹式呼吸，還不算是完整的「丹田呼吸」，腹式呼吸只是起降小腹，但是丹田呼吸必須達到氣到丹田、氣滿丹田的要求。在吸氣時，丹田區域的前、後、左、右都要同時向外擴張；反之，吐氣時則四方都要同時向內縮小。其目的除了氣納丹田之外，還要運用陰陽相吸相斥的原理，讓每個方位相對位置的穴道一陰一陽互相鼓盪，使穴道開竅，進而產生攝能作用。

「高壓氧」是目前醫學界採用日廣的一種醫療方法：將患者置於治療艙內，施以一點四個絕對大氣壓力以上的壓力，讓患者吸入純氧，使高濃度的氧溶解於血液中，增加組織的含氧量。利用氣體壓力治病，早在十七世紀就有人嘗試；一八三〇年代，歐洲也曾流行以深呼吸做為保健方式，當時就叫做SPA。此類醫療方式的理論基礎為亨利定律（Henry's Law）：在固定的溫度下，氣體溶解於液體的量與壓力成正比。

利用鍛鍊丹田的功法可使體內氣體壓力上升，不但增強肺泡吸氧功能，使得血液含氧量大增，而且延長細胞攝取電能的時間，使細胞充滿活力。同時，由於身體含氧量、含電量大幅提高，也使得全身氣血循環更加順暢。

丹田呼吸與丹田守竅

練氣有成則其氣在下，源源不絕的氣供應身體所用，有如富人用不完的家財一樣。

美國一位記者琳恩．麥塔嘉（Lynne McTaggart）寫的《療癒場》（*The Field*）一書，針對近數十年來西方科學家在人類氣場、預測能力及療癒功能方面的研究有很精闢的論述。不過，她在書中提出了眾多科學家的疑惑：「思維究竟棲身何方？人類的心靈究竟位於何處？西方文化通常假定意識位在我們的腦中，倘若如此，思維又怎麼能夠影響其他人？難道思維『位於外界』，在其他某處？」要回答這個問題，必須瞭解心臟與心識的區別。

修練時所用的「心」，不是指「循環血液的臟器」，而是指一個「游動的意識能量體」。心識並不等同於心臟，心臟位於胸腔偏左，但心識的位置則在兩乳正中，位於身體中線任脈上的膻中穴，亦即瑜伽所說的心輪。中國話所說的「中心」，很明白的表示「心」這個字指的是心識而非心臟。

「心者，形之主，思之官」，心主宰著我們的形體和思考，我們用「心」時，它可以離開原來的位置而任意游動，我們可以將心停在身體上的任何一處，甚至可以將心停在體外。我們在「思考」時，心識的能量便直接指揮腦部，啟動腦神經的運作，既可操縱肢體做出反應，並可以影響腺體之分泌。

楊定一先生很年輕就拿到美國洛克斐勒大學的醫學博士，是一位不可多得的天才。他經營長庚生技公司，並成立健康中心，進行能量治療的各項實驗。他提出細胞觀想（cellular visualization）的治病理論，指出人的注意力能指引身體能量流動的方向，注意力到哪裡，哪裡就會聚集能量，注意細胞，細胞就會有能量。楊定一的理論，也說明了心為形之主的道理。

心屬火，火是心最重要的特性，凡是心專注之處，都是火力所到之處；此處所說的火，其性質接近科學上的電流，故稱為「心電」。我們可以做個實驗：當我們收束心神專注手掌心時，過不了一會兒，手掌心就會發紅、發熱、發麻，甚至跳動，這是因為我們已將心識移到手掌之上，自然也移來心電的火氣。

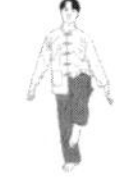

某個冬天的晚上，五指山長青山莊的一棟房子裡，十幾位住戶正在練習氣功。屋外刮著冷風，先前進屋時，覺得屋內和屋外一般冷，可是練功練了半個多鐘頭之後，屋裡慢慢的轉趨暖和。我在地板上打坐，一會兒，頭頂上逐漸冒出縷縷熱氣……

頭頂為什麼會冒熱氣？因為天氣冷，我想先讓身體暖和，方法如下：丹田吸足氣，用心緊盯丹田，閉氣數二十一秒，如此練了十來口氣之後，身體熱量大為提高，頭頂、前額開始冒汗；由於天氣冷，汗水便化作水蒸氣，看起來就像頭頂冒煙一樣。這個方法類似《嵩山太無先生氣經》一書中所載的「練氣訣」，方法是：閉一口氣，直到不能再閉時，吐氣，待急促的呼吸平和之後，又閉氣一口；如此反覆閉氣，練到「遍身汗出，是其效也」，意指閉氣能讓體溫急速升高而排汗，發揮潔淨身體的功效。

以生理學的角度而言，長時間的閉氣會迫使皮膚行使表皮呼吸，以代替肺部進行氣體的交換；同時，為了讓表皮呼吸更有效率，表皮的末梢微血管會擴張充血來幫助溶解和排放氣體，充血後所帶來的體熱則會以排汗的方式散熱。武術家常利用閉氣的功法提升身體熱能，排出大量酸臭的汗水，達到「汗水洗筋骨皮肉」的效果，用來改變體質、增強功力。但是，長時間閉氣會壓迫心臟，並使血壓增高，乏人指導不要輕易嘗試。

在練氣時，使用閉氣心法可以帶來大量的火氣，用來鍛鍊我們的身體。但是，並非整個練氣過程都需要採用這種強烈的火，必須斟酌修練階段的需要而調整「火候」。《樂育堂語錄》說：「火候文武，只有意無意之分焉耳。」用心緊一些、吸氣多一些，火氣就大；用心鬆一些、吸氣少一些，火氣就小。大火稱為「武火」，小火稱為「文火」。閉氣則像壓力鍋一樣，熱力不使外泄，迫使身體因缺氧、缺電而提高攝能功能，使得身體熱量快速提升，可以稱之為「猛火」。

練氣的要訣是「先用武火猛烹急煉，後以文火徐溫緩養」，練氣必須依照修習的階段而調整火力，用心過緊將導致上火，用心常忘則火冷，練氣不進則退。

無知問：以前靜坐先練一練丹田氣，身體都是溫熱的，現在靜坐會感覺全身清涼，全身一直很涼也不是很舒服耶，是不是因爲我把「心」和「意」都給放掉了？

六指答：我們呼吸的後天氣含有電能及熱能，如果靜坐時忘了配點呼吸，就會發生「獨坐靜修氣轉枯」的現象，有些人長期靜坐下來反而渾身是病，即因長期缺少後天氣中的能量補充。

靜坐時的呼吸須採用黃元吉「微微外呼吸招攝」的方法，心息相依的將少許的「外呼吸」帶入丹田。靜坐時意識仍須分別工作，「意」要守竅，「心」要帶呼吸，溫養丹田火氣不能太強，但也不能純然沒有火。經過不斷的嘗試，妳就能拿捏最適合的火候。

西方科學家都期望透過大腦瞭解意識的奧祕，其實是徒勞無功的，因為意識的祕密不在大腦，心識才是大腦、身體的主宰。這個道理對於練氣的人很容易印證，因為在「坐忘」的情況發生時，心識停止運作，大腦、身體便告消失不見，可見心識是大腦的主宰。

關於「心到火到」的道理，在此稍作進一步的解釋：丹輪（Chakra）為一漏斗狀的能場漩渦，人體能量由此進出與天地的能量溝通，當丹輪運轉時，其旋轉中央必產生吸力攝入能量。前文提到，心識是一個可以游動的能量體，可以指揮身體的任何活動，心到之處，同時也將心的吸力移往該處，讓該處產生吸力並發熱。呼吸有攝氧、攝能兩大作用，而丹輪的吸力將空氣中的能量牽引進入身體內部，以增強氣血、健壯體魄，正是呼吸其氣在下產生攝能作用的道理所在。

丹輪機能衰弱時，就會產生攝能不足的狀況。嬰兒及青少年全身丹輪都還保有靈敏的攝能功能，但步入中年之後，功能便逐漸減弱，老來更趨近於封閉狀態。

穴道封閉的情形，隨著年齡的增加而越來越嚴重。年輕人的穴道攝能作用佳，所以體能補充快，勞動、運動不但體力充沛，即使累了，稍事休息便可恢復體力。上了年紀的人，如果能夠利用練氣、守竅的方法讓全身丹輪開竅活化，提高其攝能作用，使得氣血旺盛且運轉順暢，就能保持較佳的體能。

丹田呼吸的原理，就是運用心識注意丹田，只要心識不離開丹田，心電的火力就會繼續薰蒸丹田，這個動作名為「守竅」，進階功夫也叫「溫養」。丹田經過心電長期駐守，等於針對丹田不斷的充電，使得小腹細胞活化，能將封閉的穴道打開，讓它重新恢復攝能功能。

根據熱力學的原理，熱的本質是粒子運動時所產生的能量，在一個物體當中，如果沒有外界繼續輸入能量，粒子終究會逐漸停頓，不再產生熱能。我們的丹田也一樣，經由心電帶領空氣中的粒子源源不絕進入丹田，於焉供給練氣所需的能量。

自古以來，有些人認為練氣的原理是在練化自身原有的「精」，基於能量不會無中生有的事實，這種想法是缺乏科學根據的。練氣的基本原理在於「天人相應」，所謂物以類聚，宇宙能量的頻譜很寬，練氣初期所用的呼吸吐納，鍛鍊的材料是物質化的精、氣，所以利用呼吸與天地同一頻率接軌；到了得炁練炁的階段，我們自身的能量轉為低頻，便能夠與天地的同一頻率接軌。可見修練的能量來自外採，這就是道家所說「人可以盜天地」的道理。

二十世紀初期，德國精神科醫師漢斯・伯格（Hans Berger）紀錄到人類大腦活動時的電波變化，稱為腦電波圖（EEG，Electroencephalogram），腦電波圖不但應用在醫學的領域，近年來科學家更開始利用腦波來指揮機器。在未來的日子裡，這方面的研究還有相當廣闊的空間。

Joesung問：我在練習呼吸吐納時，膻中會產生吸力或壓力，是否正確？

Y. Y.問：最近練睡功時發現一個有趣的現象，就是睡到一半，不小心把左手移開肚子時，發現左手好似被肚子吸住的感覺，像是要用點力氣把兩個黏在一起的磁鐵分開的感覺，還滿有趣的。

六指答：穴道、丹輪會旋轉吸取能量，膻中又名心竅，我們吸氣到丹田，其用意就是要將心的吸力移往丹田，氣才會在丹田集中；將手掌放在肚臍上，因為掌中勞宮也是大穴道，兩個穴道相吸，所以會感覺吸力比較強。

人身的每個丹輪，其能量頻率各自不同，依道家的說法，凡臍輪以下的丹輪比較偏屬物理能量，心輪以上的丹輪則偏屬性靈能量。任何一個丹輪功能退化，都會影響其特定層級能量的吸收。

練氣初期，呼吸進來的能量不熟悉前往丹田的路徑，必須「以心帶氣」，因為心能吸氣，心帶領著氣循著任脈前進，到了目的地丹田中心的關元穴，讓氣停在那兒聚集，這就是道家所說的「積氣關元」。由於守竅時將心電移往丹田，因此有些人在守丹田的時候，發現丹田規律的跳動就跟心跳一樣。《孟子．公孫丑上篇》說：「夫志，氣之歸也，體之充也。夫志至焉，氣次焉。」志即心意，心意移到哪兒，氣就跟到哪兒，所以說是「氣之歸也」。

「制心一處，無事不辦」，用心守竅，心火產生聚焦的效果薰烤穴道，其作用就像凸透鏡在陽光下聚焦發熱一樣。有些人注意力集中，因為心電強，守竅短期內即產生變化；但是有些人精神散漫，心電不夠集中，守竅的效果則比較差。因此，練習氣功有些人進步快，有些人進步慢；有些人對氣較為敏感，有些人則反應比較遲鈍。

阿法問：守湧泉、陰竅、關元一會兒後，吞下第一口口水，就像乾燒鐵鍋灑上水一樣，丹田突然向內自動收緊，全身硬緊發熱，這是什麼原因？

六指答：身體硬緊，原因在於用心太緊，造成丹田過熱，溫養就是要若有若無，好比慢火燉高湯。此外，丹田裡裝滿了精氣之後，我們必須用來練武、運動或工作，如果光積蓄，不消耗，就容易上火。

活到老，學到老，我們的大腦可塑性很高，而且學習過的東西都會在大腦存下記憶。當我們學習某種技術性時，由於同樣的動作不斷的重複，神經細胞也不斷彼此傳遞訊息，使得神經之間形成「慣性連結」，習慣成自然。比方人們學習射箭、雕刻、書法、刺繡……等等技藝，經過經年累月的練習，技藝即可漸趨高超，此即「熟能生巧」的道理；何況我們的大腦與腹部之間有迷走神經直接連繫，兩者更是極易造成連線。

我們在練氣的過程中，由於長期以心帶氣進入丹田，心與呼吸的能量時時聯袂進出，任脈逐漸形成一條大腦記憶中的「氣路」，每次呼吸時，空氣中的能量便會自動的循著這條氣路進入丹田，這種能力即稱為「心息相依」。氣跟隨著心念移動，心到哪裡，氣就到哪裡，不論打通阻塞或排除濁氣，功法的運用比較能夠隨心所欲。

《內經》詳細解析日月星辰、寒暑節氣的陰陽變化與健康的關連，而陰陽在人體生理上，其主要的功用在於形成「循環」，陽朝著陰流動所造成的圓形運轉，使得能量不易損耗，也使新陳代謝得以順利進行，包括呼吸循環、血液循環、精氣循環皆等同此理。循環如能維持在首尾相接的狀態，其工作效率必高；萬一半途發生阻塞，疾病便由此而生。

《內經》說，血氣「陰陽相隨，外內相貫，如環之無端也」，循環必須有進有出，大進大出，小進小出。呼吸也一樣，我們將空氣吸入肺部，再將空氣由肺部吐出，是為一循環，其吸、吐的氣量大約相當；同樣的，吸氣時能量由任脈而下，呼氣時能量由督脈而上，便是將身體做為一個通道，讓能量涌過身體一上一下造成循環。但是，這個方法是練後天氣的呼吸法，練先天氣則須反其道而行，吸氣時能量由督脈而上，呼氣時能量由任脈而下。以上這些高階的呼吸法必須任督兩脈暢通方可採用，否則容易產生氣阻、上火、背痛、頭昏的現象。至於所謂的「內氣不出，外氣不入」，則已屬於胎息的境界。

丹田經過長期的鍛鍊，它對能量的敏感度大為提高，經由心息相依帶入丹田的能量，丹田隨時都可以感應而吸收；練氣有成則其氣在下，源源不絕的氣供應身體所用，有如富人用不完的家財一樣。氣如流水，流水不腐，經常保持身上的氣血清新流動，像山間小溪一樣清澈無染，此乃養生的最高境界。

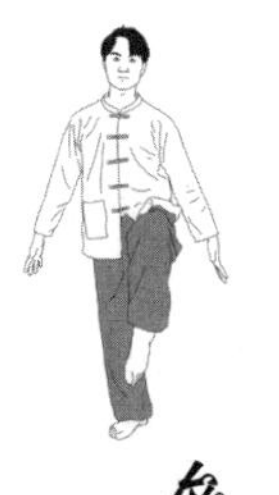

參 陰陽能量的層次與效應

人體能量層次之探討

《列子．周穆王篇》：

「一體之盈虛消息，皆通於天地，應於物類。」

美國醫學家沙飛加．卡拉高拉（Shafica Karagulla）博士在他的著作《突破創造力》一書中說，人類本身是各種能量的結合體，包括物理能量（Physical Energy）、生理能量（Biological Energy）、心理能量（Psychic Energy），他並指出人的本身也是一個獨立的能場，而且在浩瀚無邊的宇宙能量之海中，人體內身與外境是不可分割的。

沙飛加博士將人體能量分為三個層次的理念，與道家將人體能量分為氣、精、炁、神層級的學說不謀而合。沙飛加將意識都歸納為心理能量，道家則認為意識含有心、意、性三個層級，而且這三個意識層級分別操控三種能量層級。

古真云：「人可以盜天地，天地可以盜人。」這是天人合一觀念的實際表現，人身內與外的能量可以流通，而且流通是雙向的，外氣可以朝著內氣流動，內氣也可朝著外氣流動。由外而內的流動是「採氣」，是充電；由內而外的流動則是「散氣」，是放電。人在兒童、青少年時期，能量入多出少，因而精力充沛，活潑好動；步入中老年之後，則能量入少出多，因而氣衰力竭，老態龍鍾。

蘇聯科學家普瑞斯門（A.S. Presmon）博士提出一個學說「生化溝通論」（Theory of Bio-communication），他長期研究一系列的電磁光譜（Electro Spectrum）對各種生命系統的影響，得到一個結論：「電磁能場從境外收集資訊，然後傳送給有機體，深入有機體內部的任何空隙。」生命個體能夠與電磁能場產生反應，並有效的加以收集、儲存、轉譯及傳送這些資訊，藉以適應環境、保全生命，甚至傳宗接代。

由此可見，生命個體對於身外流傳的信息具有高度的敏感性；換句話說，我們身內與身外無時無刻都在進行能量、資訊的交通與傳遞。這個理論早在春秋戰國時期的列子已經提出類似的看法，《列子．周穆王篇》：「一體之盈虛消息，皆通於天地，應於萬類。」所以列子主張順應大道，清靜修身。

人體能量到底是如何運作的？許多科學家耗盡心血努力研究，近數十年來，雖然在「人體能量變化的現象」課題上已有輝煌的發現，但是對於「人體能量變化的方法」則仍然處於瞎子摸象的階段。想要明白人體能量運作的方式，應從最基礎的能量層級著手，人體最基礎的能量即是沙飛加所指的物理能量。因為高層次的能量沒有形體，無從觀察，而物理層次能量的變化過程則可透過各種儀器加以觀測，測出數據，從而建立基礎理論，使氣功成為眾所信任的學科，利於推廣普及。

現代人相當熱中於人體能量的探索。不久以前，一位朋友帶我到一個「靈修團體」參加聚會，聽完道理之後，幾位師兄、師姊就幫在場的來賓「灌頂」，他們稱之為「啟蒙」（Deeksha），其目的在為來賓打開靈性。此外，前往印度靈修也成了知識分子的時髦心靈 SPA，我那位朋友已經去過印度五次，每次都要花掉一大筆旅費。

「靈修」之涵義實為「修靈」，這裡所說的「靈」應該指的是「異次元的意識」，易言之，靈修的目的在超越人的意識而追求神的意識，使人的智慧變成神的智慧，其道理與修佛、修道相去不遠。但在修行方法上，靈修大都透過意識的投射，直接嘗試相應、連繫高層意識，這是一種「意識的外放」；而道家修練一般從呼吸及導引練起，透過「能量的內聚」，讓能量及意識同步提升。在修練的入手途徑方面，在「以自己的意識控制自己的身體」的範圍之下，基本上是較為安全的。

目前也有許多人修習印度傳來的呼吸法，例如由印度國家心理健康及神經科學研究院揚那奇拉瑪亞（Janakiramaiah）推廣的淨化呼吸法（Sudarshan Kriya），採用風箱式呼氣法（Bhastrika）搭配靜坐，好處包括改善失眠、減壓，提升抗氧化能力、免疫自癒能力，改善憂鬱症及減緩老化等。淨化呼吸法已成立非營利性的國際機構，在全球超過一百個國家推行。

哈達瑜伽（Hatha Yoga）則利用呼吸控制法（Pranayama）來鍛鍊身心，開發自我潛能，並認為拙火（Kun'd'alinii）是每一個人潛在的靈能，蟄伏在人脊椎底端的海底輪（亦即道家所說的陰竅），瑜伽行者藉著各種修練法，就是要將此靈能沿著中脈提升至頂輪明點，以獲得解脫。這類瑜伽呼吸法與道家練氣基本原理相近，都是在喚醒自身能量以及攝取天地能量。

在修練的過程中，必須依循功夫的次第而調整心法，例如讓身體發麻的氣乃屬於物理能量的精氣，在精氣強旺的情況下，不易同時出現屬於意念層次的神炁能量，因為不同的能量代表不同的次元空間。因此，五代道士譚峭《譚子化書》說：「忘形以養氣，忘氣以養神。」不同的能量層次必須配用不同的意識層次，其中道理深堪研究。

張景岳說：「人之呼吸，通天地之精氣，以為吾人之真氣。」在人身鍛鍊物理能量，第一步必須透過呼吸吐納，也就是道家修練公式「練氣化精」的程序，將經由呼吸道進入身體的空氣能量加以煉化，以提高能量的層級。易言之，呼吸是我們體驗能量、指揮能量的入門途徑。

能量研究擴大了醫學領域

西方醫學家們發現中醫的經絡學說果然具有控制人體的功能，可以決死生、處百病、調虛實。

同類療法（Homeopathy）又稱為順勢療法，由德國人哈尼曼（Samuel Freidrich Hahnemann）於十九世紀初所發起，是一種非僅治療其所患疾病本身，而是順著患者病情之趨勢，利用動物、植物、礦物的能量給予徹底根治的整體治療，可謂開啟了能量治療的濫觴。近十幾年來更有許多人投入「能量醫學」的研究。西方醫學家們發現中醫的經絡學說果然具有控制人體的功能，可以決死生、處百病、調虛實。

醫學家利用生物能診療法，配合電腦儀器來檢測人體各器官的細胞電荷，以做為診療的依據，使得部分西方醫學家逐漸擺脫頭痛醫頭、腳痛醫腳的方式，開始注重肉體與能量的整體醫療，各國都有醫生開始學習針灸等中醫醫療技術。

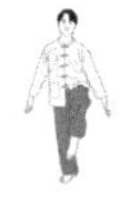

能量醫學所言的「能量」，即是中醫及修道家所說的「氣」，氣的作用影響整個生命的營運：它可以活化血液、順暢循環；可以充貫四肢、增強體能；可以促進新陳代謝、排濁納清；並可以讓人身輕體健、駐顏延壽。

但是在科學家的眼中，氣的性質包含物理、生物、心理等各方面複雜的特性，牽涉到的範圍包括頻譜、音聲、醫療、超感知覺、訊息傳遞、特異功能、念力等，基本上，氣屬於生物電、生物磁，因此有些科學家稱氣為「具有意識的能源」，有些科學家則稱之為「具有感情，可以利用意識控制的能源」。截至目前為止，只有少數人能夠藉由冥想或其他方式的訓練法來控制氣並利用氣，也許未來有一天，每個人都能自由的操控它。

有人斷定二十一世紀是「能量」的世紀，預期不久的未來，能量醫療的領域將出現一日千里的突破。對於人體能量的研究，中醫已有幾千年的豐富經驗，自古遺留下來堆積如山的醫學典籍，都是醫家的最佳指南。

自古以來，中醫治療疾病強調「扶正」與「祛邪」必須兼顧的原則。「扶正」就是強化身體的抵抗力，提高機體的免疫功能，增強其穩定性；「祛邪」就是排除破壞身體的一切因素。中醫認為，只要正氣強旺，則邪氣無從干擾。

《內經》的基本理論也是能量先於形體，《內經．素問》說：「百病生於氣也，怒則氣上，喜則氣緩，悲則氣消，恐則氣下，寒則氣收，炅則氣泄，驚則氣亂，勞則氣耗，思則氣結。」《內經》認為，人會生病大都起因於身體的能量紊亂失調，而造成氣機不調的因素包括氣候、疲勞以及情緒的波動等。

氣候影響以及過度勞動是外來的因素，而內在負面情緒則有如佛家所說的三毒「貪、嗔、痴」，這三毒好像色彩學的紅、綠、藍三原色一樣，它會衍生出千式百種的負面情緒，如猜疑、嫉妒、驕傲、恐懼、沮喪、自卑……等，這些情緒都將造成氣的波動與阻塞，為身體帶來難以彌補的傷害。

《內經》解釋「勞則氣耗」這一項原因時，把「久視傷血，久臥傷氣，久坐傷肉，久立傷骨，久行傷筋」稱為「五勞」，五勞造成氣的消耗而損害健康，其影響屬於身體的物理、生物層面，觀諸現代社會生活緊張忙碌的狀況即可瞭解，大多數人工作過勞，埋下生病、短壽的種子。

《內經》說：「陽氣者，煩勞則張，精絕。」陽氣在煩勞的情況下會亢盛外散，造成精氣枯竭。舉例而言，專業運動員經常訓練超過負荷，加上承受爭勝的心理壓力，長期的嚴重耗氣使得體能快速衰退，健康往往提早出現問題；現代的上班族也有不少人因過勞而失去健康甚至短壽。

自然界分成白天與黑夜，即在教人日出而作、日落而息，工作與休息得到平衡乃健康之道。但是現代人夜生活往往持續到凌晨，《內經》說：「日西而陽氣已虛，氣門乃閉，是故暮而收拒，無擾筋骨。」該休息而不休息，將干擾氣的運行及代謝，不但傷氣，且讓身體累積大量濁氣。

恐懼、憂慮這兩大主因則是在肉體尚未形成疾病之前，能量已經預先出現異常的現象。金元四大醫家之一的朱丹溪說：「氣血沖和，百病不生，一有怫鬱，百病生矣。」簡言之，這類情志致病、心理影響生理的情形，古今中外的醫生大都已發現其嚴重性。長期恐懼造成氣的紊亂，長期憂慮造成氣的阻塞，日久必形成疾病。我們談養生，有形的身體調養以及無形的心理安頓，兩者的重要性實不分軒輊。

人一旦生了病，除了求醫治療之外，還必須「反求諸己」：是不是在心理方面，自己有一些不健康的意念？這些不健康的意念，可能早已潛藏在意識的最底層，平常不容易察覺，但是它無時無刻不在影響我們的身心。這些僵化的觀念，在漫長的歲月中為自己的人生塑造了偏頗的行為模式，使我們的人生朝著負面的方向前進，不但減低人生成功的機會，健康也將大受影響。

人的形體只是精神的「載具」，精神才是人的「主宰」。形體的一切活動，必須由精神下達指令方能運作，因此，人體雖分為形、神兩部分，但是精神實居於主導地位。中醫云：「上士治神，下士治形。」中醫知悉人體整體運作的機制，所以主張治病必須去除緊張及憂慮，調理氣血使之平和，精神與肉體同時治療，才是能量醫療的精髓。

能量療癒的啟示

同時移除肉體的病灶及能量的阻塞，才算是完全的醫療行為。

療癒學（Healing）是近代新興的一門醫學，世界各國許多大學及學術團體紛紛參與研究，尤其美國史丹福研究院更以愛滋病患為對象實施長期的實驗，徵求各門各派的「大師」給予靈療。這類利用人體能量治病的方法獲得不錯的效果，逐漸受到人們的肯定；科學界也有幾項研究針對中國氣功師的療癒能量加以檢測，結果發現在療程階段有光子發射現象並出現電磁場，但對其治病原理尚未出現較為完整的學術報告。

一般而言，療癒學將人體能量的組成分成幾個次元，例如：身體、情緒體、心智體、以太體、靈性體等。除了身體之外，其他次元無法用普通人的五官感知，因此，想要學習「能量療癒」的人，都必須經過大師的指導。此外，科學家經過長年的實驗，證實確有高等集體意識的存在，我們不但有能力療癒自己，甚至還可以療癒我們的親友、社群。

療癒的原理為何？加拿大人亞當（Adam）在《量子療癒場》（Dreamhealer）一書中指出：在療癒師的眼中，病患會投射出量子全相圖（quantum hologram），就像3D地圖一樣，身體的所有信息包括肌肉、骨骼、神經及器官的結構都一目了然，他說：「身體一有毛病時，能量便開始失衡，氣場的流動在患處附近停滯。透過頻率共振的觀想技巧，我可以移除能量阻塞（energy blockages），讓身體回復健康。」經由亞當的說法，可以得知身體在物質層面生病的同時，也可以觀察到能量層面無法流通的狀況。因此之故，同時移除肉體的病灶及能量的阻塞，才算是完全的醫療行為。

明朝的李時珍不但是位名醫，也是一位氣功師，他所著的《本草綱目》一書被譽為「中國古代的百科全書」，他在書中記述了「觀內景」的方法，觀察人體經絡及臟腑，與亞當的透視能力類似。在《內經》書中談論醫道的諸位醫家，對人體經絡氣脈瞭若指掌，應該也具有洞察人體內部細微構造及動態的本領。

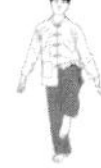

心靈力量既然能夠治病，表示某些疾病起因於能量的異常。療癒學的治病理論，主張在肉體疾病形成之前，尚處於能量失序階段即給予「能流校正」；易言之，只要人身的能量層面正常，物質層次亦必好轉。

人體有六十兆細胞，是人體能量運作的最小單位，永遠忠心耿耿的執行監測、警告、犧牲等保護工作；也有完善的免疫系統執行攻擊、吞噬、圍堵、驅趕及消滅等行動，然後啟動自癒系統來清除、補給、修護、重建及復原。細胞對於能量極為敏感，我們供應它們好的能量，它們就長得健康而活潑；我們供應它們壞的能量，它們就會失常而生病。

中國歷代道家前輩們曾經為了修命、修性的問題爭論不休，爭論的內容是應該先修物質，還是先修能量，何者才是理想的修練程序？從前文的分析得知，「色即是空，空即是色」，能量與物質乃一體之兩面，兩者互為因果。但是不可諱言的，大部分的人都是因為肉體疾病已經出現，才察覺到失去健康的嚴重性。我們談論養生，必須肉體、能量並重，除了運動鍛鍊肢體之外，還必須藉由呼吸、靜坐等方法鍛鍊能量，這才是全面的養生方法。

負面情緒的危害

長期處於壓力的狀態是形成糖尿病、老人痴呆症、癌症等重大疾病的遠因。

在夜晚的燈光下，唱機播放著舒曼的鋼琴小品，優美的旋律盤旋耳際。這位德國音樂家才華橫溢，但卻患有憂鬱症，曾企圖跳萊因河自殺，幸好被人救起，但後來卻被送往波昂的精神病院，在那裡他度過了餘生，病逝那年才四十二歲。

現代社會壓力大，憂鬱人口更形增多。世界衛生組織（WHO）將憂鬱症和癌症、愛滋病並列為二十一世紀三大疾病，全世界平均每四個成人就有一人罹患，影響人類健康至鉅。憂鬱會造成內分泌的紊亂，伴之而來的是情緒低落、失眠、注意力不集中、胃口不佳、暴躁易怒等等，容易發生各種慢性病，老化的速度也特別快；嚴重的憂鬱症病人，步入自殺的也不在少數，可見負面情緒所產生的陰性能量，對人類造成極大的危害。

人生在世有得失榮辱，有悲歡離合，每個人面對生活的順逆起伏，情緒可謂千變萬化。天地萬物皆為陰陽組成，同時具有「陽性的能量」及「陰性的能量」，同樣的，情緒也含有陽與陰的對比。基於「思考即能量」的定義，情緒可解釋為能量的波動；易言之，陽性的意識（正面的思考）產生陽性能量，陰性的意識（負面的思考）產生陰性能量。

美國著名的精神科醫師大衛．霍金斯博士（Dr. David R. Hawkins）經過二十多年的研究得知，人身粒子的振動頻率會隨著精神狀況而有強弱的起伏，不良的情緒如害怕、焦慮、憤怒、怨恨、傲慢等會導致頻率低下，等於在削弱自己，對於健康極為有害。而同情、諒解之類的好品格，能提升身體中粒子頻率，改善身心健康。

元朝余洞真《悟玄篇》說：「為人者，可鬼可仙。鬼者，純陰之氣；仙者，純陽之體。」道家認為：陽性能量是神的元素，陰性能量則是鬼的元素。人為何可鬼可仙？因為決定向陽或向陰，全在自己的一念之間。

不論是陽性能量或陰性能量，其強度經過長期的累積，達到某個強度臨界點之後，便偏離人間陰陽平衡的限制，朝著兩極興起變化。因此，每個人自身的正氣或邪氣都是自己創造出來的。易言之，正氣是一個人品行端正所培養出來的陽性磁場；邪氣則是一個人長期怨恨、憂傷、恐懼或長期為病所苦所產生的陰性磁場。

有謂「靜能通神」，反過來說，靜也能通魔，因此，人在安靜的時候，能夠累積陽性能量，也能夠累積陰性能量，形成南轅北轍的人格特質。孔夫子勸人「慎獨」，孟子、王陽明提倡「良知」，其目的都在提醒世人：心念所產生的陽性能量與陰性能量，能夠左右我們身心的健康，所以必須三省吾身，隨時遵守善良的理念以及端正的行為。當一個人受到重大的打擊而突然陷入沉默的時候，很可能陷入負面情緒難以自拔，此即可能被陰性能量占據的危險時刻。

戒慎問：基因遺傳的精神分裂症是否可以氣功或發放外氣治療？

六指答：「發現精神疾病的致病基因」一直是科學家努力的目標，最常見的說法是「第十三對染色體」出問題。但到目前爲止，由於「家族史」基因異常造成精神疾病的理論仍然很薄弱。英國劍橋大學精神病學家莎賓・巴恩教授曾經發表研究報告：憂鬱症及精神分裂症等心理健康失調狀況，都有專屬於它們的特殊化學「特質」；但是她又說：「我們發現的標記，暗示精神分

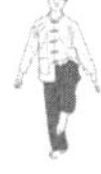

裂是一種異常，意味著腦部沒有獲得足夠的能量。」我認爲，「腦電缺乏」與「意識弱化」之間必有其不可分割的關連，陽氣即正氣，可補充、矯正腦電。

日本免疫學大師安保徹寫了上百本書談論免疫方面的問題，努力為讀者揭開不生病的真相。他建議大家輕鬆的做體操、泡澡、散步，認為心情愉快即是最好的養生方法。安保徹說：「人體是由自律神經來維持均衡的。心理健康時，免疫力提高；心情低落時，免疫力降低。」但是，負面情緒損害健康的關鍵為何呢？

長期處於壓力及負面情緒之下時，我們的大腦會接受到訊息，引起下視丘、腦下垂體、副腎等器官的生理反應，釋出副腎上腺素、腎上腺素、可體松等抗壓力激素，久而久之，將引起許多後遺症，造成淋巴球減少而使免疾力下降。長期處於壓力的狀態是形成糖尿病、老人痴呆症、癌症等重大疾病的遠因。

前文提到，人體的能量分為幾個層次，但各次元其實是互相重疊、互相滲透的，當然也會互相影響。人的意念及情緒，是緊鄰在肉體層之上的能量，所以正面的情緒會為身體帶來陽性的能量；相反的，負面的情緒會為身體帶來陰性的能量。

每個人的一生，經由不同的生活經驗塑造出不同的性格，形成獨特的意念及情緒模式，據此發展出不同的行為，造成人人殊異的命運，甚至我們所罹患的疾病也只是自己思想模式的鏡影。

「思則氣結」，疾病大都源自氣血失調，但是如果我們擺脫不了負面情緒，其影響就像在氣血的通路上設下各種路障，造成全身交通堵塞。高明的醫生在診療時須能察覺患者心理的鬱結之處，善加開導，打開心結；換句話說，醫療之道必須添正氣、去邪氣，才能藥到病除，重獲健康。

目前的人體能量攝影（Aura Photo）已頗為進步，不但能夠攝得丹輪的光彩明暗，而且也已建立一套理論，可以根據各個丹輪的強弱判知受測者的心理狀態。市面上出現了能量攝影的診所，同事老王曾經去接受測試，他拿出列印出來的照片給我看，可以看到他的太陽輪的光度值較差。他告訴我，診所的服務人員解釋說：太陽輪晦暗表示缺乏關愛。老王這才恍然大悟，因為老王半年前才和老婆分居，這一陣子情緒頗為低落。由此可見，當我們心生負面情緒時，身體的相應部位即會產生能量的不良變化。

阿諾第亞・朱迪斯（Anodea Judith）在其著作《東方身體和西方心智》（*Eastern*

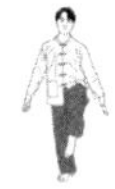

Body, Western Mind）中將不活躍的丹輪稱為身體中的「惡魔」，因為我們的情緒狀態如果運作不正常，將使其對應丹輪呈現不活躍或封閉狀態。不同的情緒對應不同的丹輪，不同的情緒會產生不同的能量或質量，我們只要觀察每一個丹輪的光度及色澤，即可判斷一個人的情緒狀態。

舉例而言，對照一個人在熱戀、失戀兩種情況下，丹輪必有不同的變化。此一現象可以說明好情緒引動好能量、壞情緒引動壞能量的道理，亦是善、惡意念具有實質效應的明證，可以將之視為因果的根源。因此，人生在世，我們除了努力不讓身體生病之外，也要努力不讓心理生病。

複雜喧鬧的生活、緊張憂慮的心境，會讓我們變得缺乏靈性；換句話說，天地的靈氣不屑與一個混亂、污濁的個體溝通，只有在我們的身心清靜之際，體內與外境的能量才能打成一片，使我們體內氣機流暢。更進一步而言，如果我們能夠拋開名韁利鎖的束縛，常常將心神收納、安頓在自己的身體裡面，陽氣即不致飛散耗損，也不會產生毒害自己的陰性能量。

《內經》說「思則氣結」，「結」表示打結、結凍、結塊，也有遲滯不前之意。由於憂慮會產生陰性能量，陰主靜，靜則固，固則不通，所以《內經》又說：「心者，君主之官也，主明則下安，以此養生者壽；主不明則十二官危，使道閉塞而不通，形乃大傷，以此養生則殃。」心是五臟六腑的分電盤，心氣不舒，受到陰性能量的固化作用，血管諧波力道減弱，以致血液流動緩慢，造成臟腑缺血、器官功能失常。

我們不但應該努力的鍛鍊身體，也應該聰明的鍛鍊身體。如果我們每天花了不少時間、流了不少汗水辛勤的鍛鍊身體，但是我們的意念仍舊老是落入沮喪的深淵，每天愁眉苦臉、心情暗淡，健康仍將棄我們遠去。

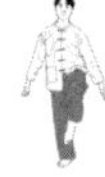

邁向陽氣的生活

樂觀、歡笑、愛、信心、勇氣等正面的情緒，會改善身體的內分泌，增強免疫力，讓人體自然發揮自療機能，是戰勝疾病的良藥。

日本天理教的教主中山美伎有一篇文告留傳後世，文告的標題是「陽氣的生活」，內容在闡述「欲觀人類過康樂生活，並與人同樂」的神意。「陽氣」這兩個字解釋的範圍極廣，中文很難恰當的翻譯，但觀乎整篇文章的內容，知其涵義包括積極、樂觀、開朗、善良、無私……等，無非奉勸人們心存正面的觀念及情緒。該篇文告傳達的訊息為：當我們的思想行為朝著光明的一面前進，擺在我們面前的人生亦將出現一片坦途。

人稱為萬物之靈，人之所以偉大，乃因為擁有高尚的情操。人一生的使命，就是要來學習寶貴的生活經驗，當我們心中充滿了愛，恨在我們心裡就沒有生存的空間。老子說：「居善地，心善淵，與善仁，言善信，正善治，事善能，動善時。」教我們時時為善，處處為善，做人處事要像「水」一樣，善利萬物而不爭，「夫唯不爭，故無尤」。一個人如能甘於平凡，自然心境清靈、海闊天空。

假若依照《內經》的觀念來解釋，「陽氣的生活」是為氣化的生活，也是豁達、不偏執的生活。人類的苦惱，大都來自重濁的陰性思考，好像用綿密的繩索蛛網，將自己團團綁住。「閱盡興衰，胸襟雪亮；勘破因果，得失冰清」，人生在污濁的紅塵走一遭，最高的目標在參悟人間假相，開啟智慧，追求一個清淨無染的身體與心靈。

無知問：能量有好有壞，練氣修行要控制自己，只生好念頭，不生壞念頭，對嗎？

六指答：早在一九九二年，科學家就發現人類基因的變化，少部分與個人的性格傾向有關；醫學家更實驗得知，樂觀的人比較健康少病，悲觀的人不但容易生病，甚至容易產生精神疾病或精神分裂。可見好的性格會產生好的能量，而壞的性格會產生壞的能量。宗教勸人向善，其目的即在培養正氣。為了讓人在逆境中不產生壞念頭，因此孟子提出「苦其心志」的說法，其目的

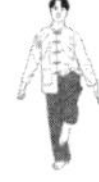

是要我們的心在吃苦中淨化。東、西方文化不同，西方人認為壓抑負面情緒終將導致「暴發」，而中國人則認為忍耐可以培養「寬容」。

古真云：「神仙無別法，只生歡喜莫生愁。」人的身體會生病、受傷，同樣的，心理也會生病、受傷。武術家鍛鍊鐵布衫之類的功夫，為的是對陣挨打時不易受傷，如果我們也能練成「心靈鐵布衫」，遇到任何毀謗侮辱都能屹立不搖，就像張三手所說的：「遇魔莫退，遭謗勿嗔。」心如清風朗月，萬里無雲，任何負面能量來襲皆無法傷我於分毫，那是何等快樂逍遙？能忍不辱，無欲則剛，生活才能快樂安詳。

不好的情緒如憂慮、頹喪、懼怕、嫉妒、憎恨……等都會產生毒素，對我們的神經系統發生嚴重的破壞作用。反之，樂觀、歡笑、愛、信心、勇氣等正面的情緒，會改善身體的內分泌，增強免疫力，讓人體自然發揮自療機能，是戰勝疾病的良藥。

醫生在治病時，常會開出所謂的「安慰劑」（placebo），俗稱為「寬心藥」，這種藥只是一些維他命之類的營養劑，不含任何療效，卻可以治療超過百分之四十的疾病，其道理為何？原因不明。英國赫爾大學的研究人員曾針對各醫院進行調查，醫師開給病人服用百憂解（Prozac）、克憂果（Seroxat）等治療憂鬱症的藥物，或開給安慰劑，將兩者加以對比，結果發現，對病情較輕的病患，抗憂鬱劑藥物的效果不會好過安慰劑。

當一個人從醫師口裡得知自己生病的消息之後，受到的打擊不言可喻，一顆心頓時落入沮喪的深淵；如果在治療的過程中，歷盡各種痛苦與折磨，更會生出無限的灰心與絕望，在這種心理情境之下，病況想要好轉實在難上加難。平日在與朋友聊天中得知，中年掉髮禿頭，或牙周病拔掉數顆牙齒，都會令人沮喪好久，更何況癌症化療造成的形容憔悴？

清初名醫尤乘不僅善於治病，也善於養生，並提出「療身不若療心」的理論，他說：「藥之所治，只有一半，其半則全不系藥力，唯要在心藥也。」他認為「心安」就是「心藥」，憂心一動，百病為招，只要心情開朗，雖有病不難治療。

情緒的能量有氣化及固化的兩極作用，病人常因擔心自己的病情，太過緊張及憂慮，這些負面情緒使心識產生陰性的固化作用，因而減弱了「自律意識」的自療

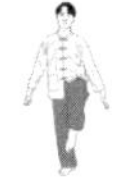

功能；然而在服用安慰劑之後，基於對醫師的信任，產生強烈的「病將好轉」暗示作用，意識逐漸轉向氣化，產生陽性能量的正氣，自療功能因而恢復，無形中自己就把病治好了。

總之，談養生必須自身「心端行正，去勞除煩」，人的意念具有很大的力量，常會牽動時空的能量，對我們的生命產生多方面的影響。因此，在日常生活中我們要經常練習鬆化自己的身心，身體氣血才能暢流自如，讓我們活得又健康又快樂。

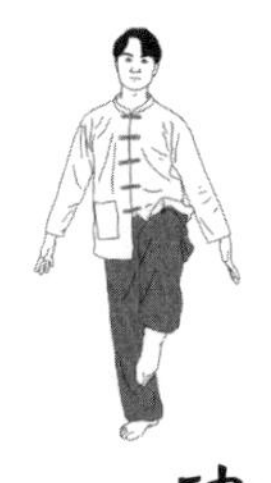

肆

增強身體的自我防衛

免疫力是身體的防火牆

人的一生當中，對於自己身體防衛陣線的維護，一時一刻都不能掉以輕心，否則，當身體免疫力下降時，疾病便將乘虛而入。

外表上，雖然每個人看起來都差不多，但是彼此身體的健康品質卻相去何止千里。實際上有許多人必須經常上醫院看病取藥，有的人一週要洗腎兩、三次，有的人也許受氣喘、便祕所苦，更有一些人患有痛風，關節疼痛難耐；更嚴重的，有些人得了癌症正在化療，或者中風終年臥病在床……大病小病不一而足，遭受的痛苦有重有輕。

除了生病的人之外，社會上還有許許多多的殘障人士，例如視障、聽障者最大的願望，只求能夠看到美麗的世界、聽到美妙的樂音；坐著輪椅的身障者最大的願望，就是能夠站起來。以上的情形，一個身體健全的人也許不能設身處地的去揣摩他們的感受。健康無價，一個人若能常保健康無病，實為人生中最大的幸福。

《內經》花了很多篇幅說明節氣變化的道理，稱氣候的風、寒、暑、濕、燥、火為六淫，如果我們不能適應節氣而善做調整，溽暑酷寒皆是令人致病的因素。《內經・靈樞》說：「夫百病之所始生者，必起於燥濕、寒暑、風雨、陰陽、喜怒、飲食、居處。」《內經》認為每個人稟賦、體質不同，身體脆弱之處常會受到外在環境因素的侵襲，「邪之所舍也，故常為病」，這就是每年氣候驟然改變之際，發病的人必定大增的原因。但是，只要身體氣血暢旺，當異常的外氣來侵犯時，自然能夠堅強抵抗。

《紹興府誌》裡面記載了一個奇人的軼事：「陳明，居無定址，奇寒烈暑，皆不畏避。雪中不施一縷，臥野橋上，氣騰如蒸。」像這樣臥睡雪中不怕受凍的事蹟，古書上不乏案例。我平常都開著窗戶睡覺，有時候沒蓋被子，半夜氣溫陡降，寒風吹入，醒來時卻發現渾身皮膚發燙，這就是氣血發揮了免疫力，抵擋了冷空氣的侵襲。總之，全身氣血強旺通暢，自然百病不侵，勝過任何醫藥。

《莊子・大宗師》：「古之真人……入水不濡，入火不熱。」所謂「真人」，乃是長期修練有成的凡人。葛洪《抱朴子》也說：「故行氣或可以治百病，或可以入瘟疫，或可以禁蛇虎，或可以止瘡血，或可以居水中，或可以行水上，或可以辟飢渴，或可以延年命。」練氣的道行分為很多層次，在中華民族幾千年的歷史中，應不乏能達到莊子、葛洪所言之境界者。目前，在道教法會儀式中，尚留有過火、上刀梯等項目，這是古時候針對修道者道行的考驗。

我們的身體極為神奇，能夠自動形成偵測、防禦系統，並構築堅強的防禦工事以抵抗外來的侵襲。人的一生當中，對於自己身體防衛陣線的維護，一時一刻都不能掉以輕心，否則，當身體免疫力下降時，疾病便將乘虛而入。

以上的觀點是中醫與道家對於免疫力的解釋，但在現代科學家的眼中，免疫力的強與弱到底是如何造成的呢？以下的說法可以提供給我們參考：

《抗氧化劑的效用》（*Antioxidant Adaption*）一書的作者巴里斯・奇德（Parris M. Kidd）博士認為，缺氧會使免疫系統失調，導致毒素無法排出，是所有疾病形成的最大原因。他說：「氧在免疫系統的正常功能運作裡扮演著關鍵性的角色，尤其關係到疾病、細菌和病毒的全身抵抗力。」缺氧造成的害處包括體內毒素無法排出、食物營養無法被運用、細胞無法正常運作等等。

同時，由於人體在利用氧氣的過程當中，每天約有百分之二的氧氣會轉變成帶負電的活性氧，亦即所謂的自由基，這也是造成衰老、疾病的主要原因。

過客問：聽說深呼吸會加速消除體內毒素的速度，目前每三個人便有一人致癌，不過在運動員方面，致癌的比例僅有七分之一。練氣功的呼吸吐納和深呼吸有什麼不同？

若水答：深呼吸及運動能使身體清理毒素的速度比平常人快十五倍以上。平常成人每次呼出與吸入的空氣約五百cc，深呼吸時約三千六百cc，可是練氣功的人可以達到五千cc以上。所以練氣功能讓血液得到充分的氧氣，來推動淋巴系統的活動，排除毒素及自由基，使身體的免疫系統發揮最大的功能。

著名的分子生物學家和遺傳學家史蒂芬・李文（Stephen Levine）博士也說：「我們可以把缺氧視為是所有疾病的單一最大原因，許多研究都已支持我們所相信的血液缺氧很可能就是免疫系統受損的起點。」他進一步解釋：「細胞缺氧造成組織和

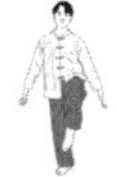

細胞的氧合（oxygenation）不夠，這不僅是導致疾病和癌症的基本原因，而且也會造成退化性疾病的體質，缺氧是免疫和退化性疾病的一個顯著因子。」

以上兩位博士的觀點，把免疫力衰弱的主要原因歸於缺氧，但也有別的科學家認為免疫力的強弱另有原因：皮耶・帕拉帝（Pierre Pallardy）在其著作《腹作用，決定你百分之八十的免疫力》（*Et si a venait du ventre*）中指出：人體腹部擁有與大腦直接連繫的神經傳導介質網路，而且百分之八十的免疫細胞由腹部產生。因此他利用呼吸鍛鍊腹部，由此提高免疫力，以防範身體遭受疾病的侵襲。據說許多歌星、影星都接受過他的指導，得到很好的療效。中國大陸的醫療院所也經實驗證實，按摩丹田能影響全身內分泌系統，使腺體發生良性反應作用。

我們根據以上科學家的論點加以分析：假設免疫力跟缺氧有關，它的解決辦法應該在提高呼吸系統的攝氧力，增強心肺功能。又假設免疫力跟腹部有關，那麼，它的解決辦法應該多多鍛鍊腹部；但是氧氣無法達到腹部，因此，鍛鍊腹部並非增加氧氣的攝取。腹部能夠影響免疫力，關鍵在於腹部細胞活化具有攝能作用，道理不辯自明。

綜觀以上科學家的說法，不論是加強氧氣的攝取，或是加強腹部的作用，這兩項理論皆離不開氣功呼吸吐納「氣沉丹田」的功法範圍，由此觀之，練習氣功即是增強免疫力的最佳途徑。

現代醫學治病的方法是：發燒時用退燒藥，發炎時用消炎藥、止痛藥，受感染時用抗生素。在此情況下，病情也許能暫時好轉，可是這種治療手法只是在抑制症狀，甚至嚴重地擾亂人體中與生俱來的自然治癒力，只是拖延了疾病治癒的時程而已。唯有提升自然治癒力，才能建立健康的厚實基礎。

透過呼吸的攝氧、攝能機制，人體和天地得以交換能量，這些能量進入我們的肺泡、心臟、丹田、穴道、氣脈、神經系統、筋骨以及細胞之中，以強化我們的體質體能，這個流程是否運作順暢，正是左右我們免疫力強弱的重大關鍵。反之，如果我們呼吸的效率很糟，減緩了氧氣及能量的吸收流通，身體濁氣充斥，必定導致免疫力下降，健康亦將岌岌可危。

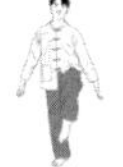

免疫力是如何產生的？

不必經過病毒歷練即能擁有的免疫力，正是《內經》所說的氣血暢旺，可稱之為「先天免疫」。

相信練氣功的網友都有一個共同的體驗：自從練功之後，不但精神、體能大為改善，並且不容易生病。就以感冒來說，感冒病毒種類相當多，有一百多種以上，一般而言，人體也必須輪番作戰才能建立每一種病毒的抗體，何況感冒常會出現新病毒，防不勝防。但是練氣的人，好幾年不感冒的人比比皆是，可見只要免疫力夠強，即有可能抵擋一切感冒病毒。

電視《國家地理頻道》報導，有位女子於十六歲時進入武當山成為女道士，一生勤於練功修道，目前已經接近百歲了，數十年來她不但從未生過病，而且近年來還從滿頭白髮中長出黑髮來！如果一個人非常注重養生保健，使得自身的免疫力達到顛峰，是否可以永不生病？這個話題留給大家無限想像空間。

阿達問：自從練氣以來已經有很多年沒感冒過，不怕熱也不怕冷，夏天從不吹冷氣，冬天除非寒流來，很少穿外套，睡眠品質也很好。

火野問：是啊，我練站樁和意守丹田到現在也才兩年，只要我不熬夜，根本不會感冒，我哥感冒咳了好幾個禮拜了，我睡在他旁邊一點事也沒有。

若水答：練氣到了某一個程度，因爲聚氣的關係，身體中心會有一個溫度頗高的氣場，所以夏天不覺得熱，冬天不覺得冷，也不易被寒氣所襲而感冒，那是因爲氣血暢旺，免疫力提高了。

一位住在中部的網友說：她自小體弱多病，四肢只剩二成的活動力，蹲下去就站不起來，走起路來搖搖擺擺像隻企鵝。醫生查了很久不明病因，後來才知道是免疫系統出了問題，醫生認為無法治癒，只能以藥物控制。後來她聽從中醫的建議學習氣功，現在雖然還有一些症狀，但是活動力已經恢復到八、九成，所以她很肯定氣功治病的效果。

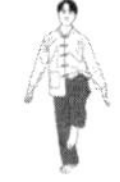

一般而言，遇到免疫力失常的病患，醫師除了開藥之外，還會叮嚀患者飲食要均衡、多攝取蔬果及維他命、多運動、多休息、心情放輕鬆等等，但是若要短期間直接提高免疫力，醫生也沒有比較好的手段。練習氣功能夠顯著的提高我們的免疫力，其道理為何？

無知問：我的免疫系統出問題時，必須由脊椎的中心練氣才能得到改善。這兩天家裡的小朋友發燒生病了，吃藥的效果也不是很理想，但是經過我以推拿的方式，將他的整個脊椎及兩旁的經絡按摩讓氣疏通，一會兒就出現明顯的改善，小朋友的精神馬上變好。

六指答：根據醫學研究顯示，人體百分之九十的疾病與免疫系統失調有關。問題是：我們應該如何增強免疫力？那就必須「養氣」。醫學家實驗得知，人在練氣、入靜時，大腦出現α波時會分泌內啡呔，內啡呔有激活免疫細胞的功能，α波能夠補充神經、腺體的能量，增加身體的免疫力。

何謂免疫力？西醫指的是「身體對某一疾病所產生的特定抵抗力」，對絕大多數的人來說，免疫力都是透過後天，也就是接觸到細菌或病毒等病原體之後，身體自然所產生的抗體，因此被稱為「後天免疫」。中醫的醫理與西方不同，《黃帝內經》說：「夫百病之生也，皆生於風寒暑濕燥火。」異常氣候常常是百病之端，但是自身氣血旺盛、抵抗力強即可不受侵襲。

葛洪《抱朴子》說：「多炁者可以入大疫之中，與病人同床而不染。」能夠睡在瘟疫病人旁邊而不受感染，可謂免疫力超強，葛洪認為，其原因在於「多炁」，多炁即是身體能量高超之意。這種不必經過病毒歷練即能擁有的免疫力，正是《內經》所說的氣血暢旺，可稱之為「先天免疫」。就如SARS疫情流行之際，如果要等待經過感染產生抗體，恐怕早就一命嗚呼了。

《莊子．養生主篇》說：「緣督以為經，可以保身，可以全生，可以養親，可以盡年。」這句話其實隱含了養生保健的一大奧祕，為什麼莊子說鍛鍊督脈可以「維護身體健康，安享天年」呢？因為督脈乃「諸陽之會」，陽主動，人體的能量皆由督脈發動，督脈氣強，使我們的脊髓神經功能提升，免疫力自然隨之提高。武術家通常花了很多時間來鍛鍊背氣，因為背氣打通，威力才得以施展，而且健康無病，壽命延長。

不但武術的威力發自督脈，即使我們平時工作、運動的氣力也來自督脈。丹田是氣力之源，丹田繃緊，然後將氣運到背部，再由背部傳達到四肢，力氣才能發揮，這就是身體的「用力方程式」。我曾建議朋友打高爾夫球時採用背部、肩部用力的方式揮桿，馬上多出一、二十碼的距離；練瑜伽時利用這個方程式，比較不會受到運動傷害；在各大醫院裡，病人在復健理療時，如能利用這個方程式，肢體的復健才有「能量的泉源」。丹田用力，肢體才能像得水灌溉的稻禾一樣，日見生機。

如何增強免疫力？

各家典籍皆以任督為人體能量的源頭，而有「人能通此二脈，則百脈皆通」的說法。

自古以來，各家典籍皆以任督為人體能量的源頭，而有「人能通此二脈，則百脈皆通」的說法。但是，人體生理上有陰必有陽，同樣的，任督二脈主控人體能量，亦必有一陰一陽，一收一發。練氣初期，練習呼吸吐納大都採用眼觀鼻、鼻觀心、心觀丹田的心法，其目的在利用任脈上的幾個大穴道做為「路標」，吸氣進入丹田才有個方向。

道理很明白，任脈為陰，它的工作是吸收能量，因此任脈上的穴道就像抽風機一樣，一刻不停的旋轉，向身體裡面吸氣。但是任脈上的穴道不可能既當抽風機又當排風機，易言之，任脈不可能同時兼具吸氣、發氣兩種功能，任脈只用來吸氣，

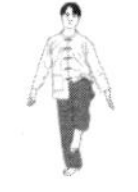

而發氣的任務則交由督脈運作。

因此，督脈的功能主要在氣的發用，其任務包括：提供肌肉的氣力及器官運作的能量、免疫力的行使、新陳代謝的進行等；而且背氣暢通能使背部筋肉強固，讓我們的脊椎支撐有力。養生家以「人老腰不老」為追求目標，一個人若能常保腰骨挺直，即充分表現體能強健、精力充沛。

薦骨（Sacrum）這個解剖學名詞源自希臘文，意為「聖骨」，這個名稱早在醫學之父希波克拉底（約公元前四百年）的時代開始已被人採用。為何這塊骨頭一直被人稱為聖骨呢？這個問題幾個世紀以來一直是個疑團，有人推測是因為這塊骨頭曾被用於獻祭儀式，也有人以為它有保護生殖器的功能（生殖器也被人視為神聖）。薦骨這塊骨頭，中國道家、武術家稱之為「仙骨」。同一塊骨頭，東方稱仙，西方稱聖，可見中外老祖宗都發現了薦骨的神奇功能。古人相信，人死後最後一塊腐朽的骨頭就是仙骨。

為什麼仙骨如此重要呢？倘若仙骨角度偏離，我們的脊椎會受影響而逐漸歪斜，導致身體姿態不良，使得血液循環受阻、內臟受到壓迫，繼而四肢不協調。但是道家認為，仙骨是「人體能量的轉運站」，因為仙骨能夠與丹田相互感應，使得仙骨充滿能量。仙骨之上有一個穴道叫做「真炁穴」，在關元穴相對背後的位置，這是人身電能的中樞。丹田中心的關元穴，其能量與真炁穴相吸相斥，真炁穴將丹田傳達過來的電能透過脊椎神經供應給全身，此即任督二脈主控人體能量的運作機制。（圖4-1）

人體力學以仙骨為中心，呈現細微網狀，再延伸至身體骨架。在人的一生中，由於仙骨骨架經常受傷而導致碎裂、變形、骨折，仙骨之任何細微變位都會造成骨架歪斜，以致於壓迫神經，致使器官得不到充足的能量供應，造成免疫力下降，成為慢性疾病的發病根源。日本的醫學界已發展出「仙骨療法」，被認為是現今治療慢性疾病最根本的方法，其神奇療效顛覆了現代醫學理念。

根據研究統計，全世界有百分之八十的人一生中曾經歷過下背痛的症狀，不但浪費了大量的醫療資源，因背痛而告假的情況也造成生產力的巨大損失。醫生認為下背痛是因姿

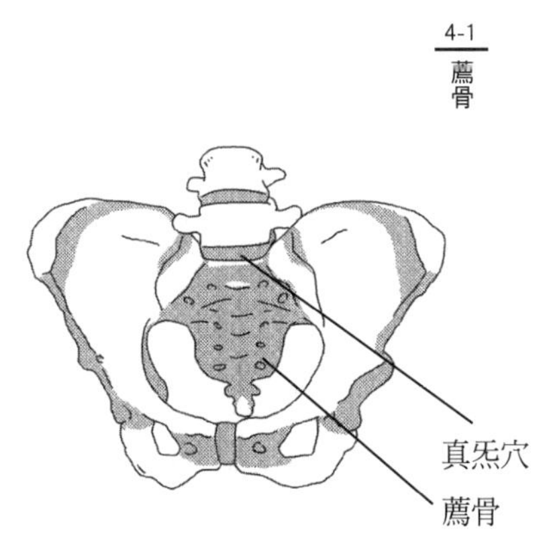

4-1 薦骨

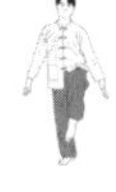

勢不良所引起，現代上班族久坐辦公桌前，或者上網時間過久，許多人由於坐姿不正，致使骨盆傾斜而造成臀部肌筋膜疼痛，此種症狀稱為梨狀肌症候群（piriformis syndrome），而骨盆不正、真炁穴阻塞時，在臨床上也經常造成長短腳、腿部麻木疼痛的現象。在一九三〇年代興起的威廉氏運動（William's exercise），即是透過前彎後仰運動，調整骨盆傾斜角度減少腰椎前突，進而減少在椎間盤上的有害受力（damaged force）。

骨盆不正最好要找有經驗的醫師加以脊椎矯正，在此提供一個鍛鍊骨盆的方法：立姿，以搖呼拉圈的姿勢轉動腰部，先向右轉一分鐘，然後左轉一分鐘，輪流換邊轉動，多做幾次。訣竅是：雙腳腳趾必須用力抓地，而且雙腿必須用勁繃直，讓旋轉力道集中在骨盆、大腿關節附近，如此轉腰較為有效。

除此之外，醫生認為背痛的其他原因還有腰椎彎曲、罹患退化性關節炎，或因運動、勞動時，脊椎及其周圍相關組織如肌肉、韌帶、脊椎關節受到不適當的壓力、拉力或外力所造成。這個說法固然沒錯，但是這些症狀有時候是因背氣衰弱而引起，如果不從加強背氣著手，多數人的背痛即使利用藥物加以緩解，但是復發的機率仍相當高。年輕人背氣尚通，因此腰背挺直；中老年人大都背氣衰弱，加上骨質疏鬆，脊椎支撐力不足，因此駝背情形越來越嚴重。

Until問：最近練功時會感覺到骨頭在「嘎嘎作響」，似乎全身的骨頭都會響，而且，還會有一種癢，從骨頭深處癢起來，但是不知道正確的位置在哪裡。

六指答：醫師常告訴我們，必須經常運動以避免骨質疏鬆，在所有的運動種類中，尤以負重或阻抗性的運動（如重量訓練）效果最好，因爲可以讓骨骼「感到」外加的壓力，產生「對抗」的反應，而減少骨質流失，甚至增加礦物質含量。你現在感到「從骨頭深處癢起來」，表示能量已進入骨髓。

天地的能量是一種震波，當我們的身體與天地能量諧波共振時，身上的骨骼、關節也會相應振動，因而增加骨骼的密度與強度，這個現象叫做「炁斂入骨，洗髓生精」，亦即道家所謂的「練到骨節通靈處，周身龍虎任意行」。

美國《時代雜誌》曾經報導，紐約石溪州立大學生技中心曾做過一個實驗：將老鼠擺在輕微震動的平台上，讓老鼠每天站在平台上十五分鐘，一週五天。實驗結果發現，牠們的體脂肪比一般老鼠減少百分之二十七，但相對增長許多骨質。骨質具有「不用就流失」的現象，而持續的振動則能刺激骨質增生，因此，我們常形容容貌清瘦的道長為「仙風道骨」，良有以也。

練氣、練武的最佳狀況是「骨正、筋鬆、脈通」，人體骨骼的架構，擔任平衡重任的為肩膀與骨盆兩大部分。肩膀是銜接上肢與頭部的關鍵部位，骨盆是銜接脊椎與下肢的關鍵部位，這兩個部位與全身骨架的關係就像是房屋的兩根大樑，如果這兩個部位不端正，就像堆積木的遊戲，當支撐重量的一塊積木沒堆好時，鄰近的積木就得往反方向移動以協助平衡。因此，肩膀、骨盆必須保持與地面平行，任何一者歪斜都會造成全身姿勢不正，引發脊椎側彎、長短腿、關節退化、腰酸背痛等症狀，同時，也會壓迫血管及神經，造成氣血流通不暢、免疫力下降。

氣對免疫力的影響有一體兩面：清氣的引進及濁氣的排除。前文我們已針對清氣的發用與免疫力的作用概加解析，另一方面，濁氣的瘀積也是免疫力下降的一大因素。中醫認為，背部的太陽膀胱經是人體排毒的主幹，容易藏汙納垢而阻塞，也容易遭受風寒而氣血遲滯。上了年紀的人喜歡人家敲背、按摩，背部經過敲打之後，打幾個嗝，即能排出濁氣。其他如民俗療法中的刮痧、拔罐大都也在背部進行，只要刮出毒痧、拔出毒氣，常令患者頓感舒爽。

一個人如能常保背氣暢通，不但健康長壽，而且體能充沛、身形靈活。平常我們可以利用「竹掃把」、「鐵掃把」拍打背部，以助背氣流通。練氣的人丹田吸足氣，閉氣，背部繃緊，將氣調集運布到背部，可把毒氣沖散；如能兩人對練，利用道具互相拍打背部，則效果更佳。撞牆也是鍛鍊背氣的功法之一，聽說中國大陸各個城市公園裡的樹大都破了皮，原來是許多民眾用背部去撞、擦樹幹，民眾撞得舒服，樹可是遭了殃。

報載台大醫院有一位罹患失智症的婆婆，本來生活都要人照顧，但是經過醫師打通她的頸動脈之後，婆婆大腦血流恢復正常，失智症突然好了，不但生活可以自理，還能看店做做小生意。許多人患有頸動脈狹窄的症狀，致使腦部缺血，健忘失智。氣的運行路徑由背氣上升、前身下降，背部的氣血經由頸部入腦，練功姿勢中的「虛領頂勁」有助氣血上行，只要背氣暢通，腦部氧氣、電能充足，就能讓人神清氣爽，頭腦反應靈敏。

老年人的腦細胞每天減少超過十萬個，長期以往可能產生記憶力減退、老年痴呆等症狀，運用優良的呼吸法，能使腦細胞保持活力，減低這類病症的發生。但

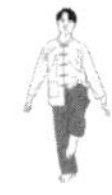

是，練氣初期吸進的氣帶有火氣，不宜強行用心導氣上背，否則將使火氣沖入腦部，反而令人腦昏腦脹。

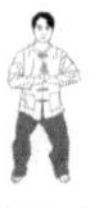

傾聽身體的聲音

我們平常就應細心傾聽身體的聲音，才能及時預防疾病，避免健康惡化難以收拾。

老陳是山上的鄰居，是一家防火建材公司的老闆，也同樣是社區管理委員會裡的熱心幹部，週休日我偶而還會跟他相約到里長家裡泡茶聊天。半年前他因為肺積水住進了三軍總醫院，醫生說是細菌感染，水都積在左肺，用針導管抽出的水竟超過八百多ｃｃ。老陳說：進行手術之際，看著從自己身上抽出的水不斷的流注到塑膠桶，心裡著實覺得驚駭。手術後在醫院住了十天，出院後又持續吃了好幾個月的藥。平日一向健康的他，這次突然生個重病，看來受到的衝擊不小。

病後，老陳一直覺得精神不太好，眼睛也比病前模糊，他擔心是長時間吃西藥造成的後遺症，特地去找中醫診察。那位中醫師頗為高明，只稍把脈，便指出老陳

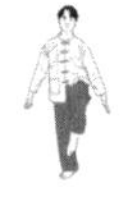

左肺約三分之二是故障的，換句話說，曾經積水的那一部分尚未完全恢復功能；中醫師還說，老陳的上半身經脈塞了一條，下半身塞了兩條，氣血循環受到阻礙。於是醫師在老陳頭上插了幾根針，說也奇怪，老陳當場覺得眼睛逐漸亮起來，而且吃了兩週的藥之後，精神、體力明顯改善，後來肺部的功能也逐漸正常了。得良醫如獲至寶，老陳特地大力向我推薦。

老陳的病浮現了一個問題，我們練習氣功，是否可以打通身上任何受阻的經脈？練氣初期，我們利用呼吸吐納將氣匯聚丹田，丹田有氣之後再灌注奇經八脈，輸往全身。奇經八脈對十二正經脈有調節的作用，我們可以運用丹田氣的力量沖激奇經八脈阻塞之處，但練氣者並不直接修練十二正經脈，因為，如果練氣可以影響十二正經脈，則身體自然的子午流注現象是否將受到干擾？

身體補充能量、傳輸能量的工作由奇經八脈擔任，一旦奇經八脈受到阻塞時，將導致身體氣血衰弱、精力減退；繼之十二正經脈得不到充足的能量調節，也將產生瘀阻現象，出現上火、便祕、失眠、疲勞、有痰、耳鳴、食欲不振、視力模糊、精神不濟、腰酸背痛等症狀。

《內經》說：「諸病於內，必形於外。」《內經》針對人體外表的病徵，鉅細靡遺的解析致病原是來自氣血的衰弱，或被外邪、內賊所傷，提供後世中醫診斷的參考。醫生懸壺日久累積經驗，「望聞問切」功夫漸增，就像修車的老師傅，一聽聲音就知道車子哪裡有故障。當我們的身體任何部位發生疾病時，它都會發出抱怨，除了痛覺之外，還會出現各式各樣的症狀，這些症狀用意在警告我們，提醒我們提早因應診治。我們平日應該多多吸收一些疾病相關的常識，才能瞭解身體所發出的警訊代表什麼意義。

現代的都市，管線大都已地下化了，大樓建築也都設有管道間，這些空間裡面裝的無非電線、瓦斯、電話線、寬頻或者電纜電視之類的管線，加上衛生下水道排泄系統，這些錯綜複雜的管線，只要其中任何一條損壞、不通，都將導致生活大亂。人體也一樣，血管、氣脈、水道、神經及經絡布滿全身，這些人體管線只要任何一條發生故障，都會產生或大或小的疾病。平常細心傾聽身體的聲音，才能及時預防疾病，避免健康惡化難以收拾。

求道子問：我是醫療人員，每天都要手觸病人，關於病人身上病氣傳導至我身的問題，我會用排穢氣功法或站樁來解除。我比較擔心的是，我的好能量是否會流至病人身上？

六指答：你如果會用排穢氣功法或站樁來解除病氣，基本上就沒有太大的問題。意守胎元（肚臍），有助於守護自身的氣不向外流動。

我們沿著經脈上的穴道逐一按壓，感到一個或數個穴道疼痛時，表示經脈氣血的流通已產生阻塞，針對這些穴道施以針灸、按摩、刮痧或拔罐，常有如響斯應的治療效果。我國古代的養生家傳下不少用來治病的導引術或按摩方法，可以改善此類症狀。

美國《預防雜誌》報導，研究顯示有十五個方法可以使人體的免疫系統發揮最佳功能，其中有一項就是按摩，該報導說：「按摩使身體放鬆，減少壓力荷爾蒙（如腎上腺皮質素）對免疫系統造成傷害。」邁阿密大學也研究發現，每天接受四十五分鐘的按摩，一個月後免疫細胞數目增加，免疫功能有明顯改善。大體而言，按摩的效果在於去瘀通氣，可見免疫力之強弱與氣血之通暢與否息息相關。

小學同學老彭的兒子瘦得跟竹竿一樣，有一回我去找他，在聊天時老彭指著兒子嫌他太單薄，我查看了他腳上的經絡，發現他脾經的太白穴上面有一個硬塊（圖4-2），問他原因，他說不知怎麼回事，只覺得該部位常抽筋。我將硬塊按摩數分鐘，並教他方法，要他以後沒事就按摩該處，一直到硬塊消失為止。一個多月之後，老彭打電話來說他兒子體重已經增加了好幾公斤。小彭因為脾經受阻造成營養吸收不良，經絡打通之後，胃口改善，體重也就增加了。

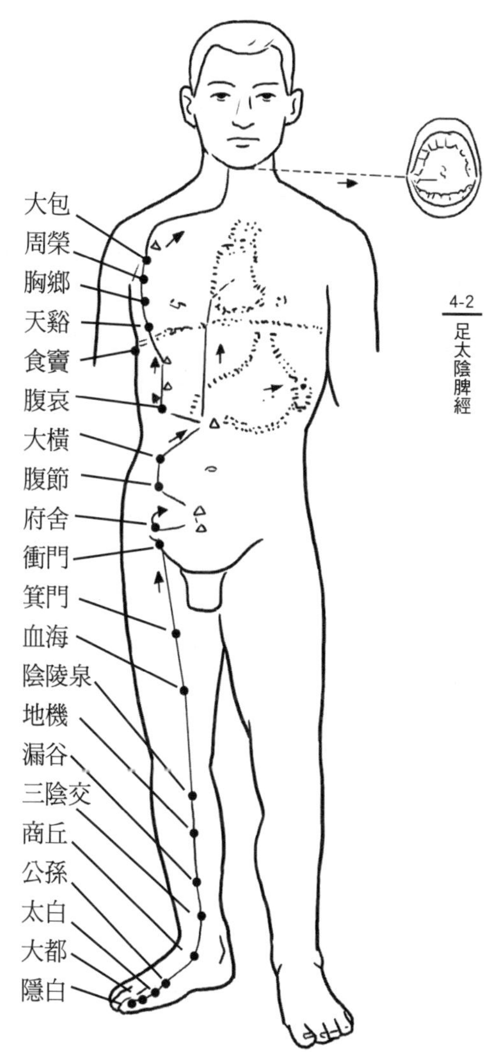

4-2 足太陰脾經

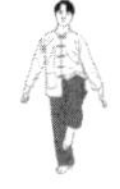

我們體表經脈上的三百六十五個穴道，每個穴道都與健康息息相關，利用穴道治病，實乃中醫最精華及奧妙之處。《內經》對於經絡的解說至為詳盡，成為後代醫家研究醫理的根據，一般人也是開卷有益。

經過實驗證明，針灸穴位的電阻都很低，穴道中央只有一萬歐姆，而周圍皮膚則為三百萬歐姆。以低頻刺激穴位時，身體的內分泌會發生改變；而且針灸能夠擴張血管，提高輸往體內遠方對應器官的血流量，對多種疾病產生療效。我們對於這方面的知識應該多加瞭解，學習一些穴道治病的知識及技巧，平日用來保健極為方便有效。

由於生活緊張忙碌，或是心情紊亂不寧，許多人身體出現小毛病時通常掉以輕心，以致延誤治療的時機。練氣的人，心神的定靜程度較高，在身鬆心靜的狀況下，對於身體細微的警訊較為敏感，相對較能及時練功自療或延醫診治。

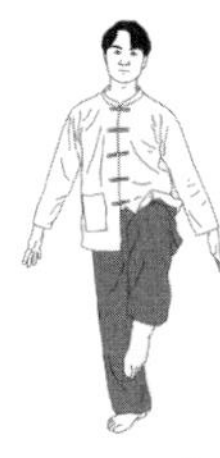

伍

養生三招

練氣自療，保健延壽

大自然的能量取之不盡、用之不竭，
我們利用呼吸採取天地能量用來養生，來源不虞匱乏。

一位親戚生病住進三軍總醫院，某天我抽空過去看他。當我坐在病床邊的椅子上，正在與親戚談論病情時，圍著幃幕的隔壁病床突然傳來一陣急促的哮喘聲，好像喉嚨裡積了許多痰吐不出來，接著是一陣手忙腳亂的聲響，原來是護士進來幫他抽痰。

親戚解釋說，隔壁床是一位小學老師，太太一直在床邊照顧他。她偶而過來閒聊，因而得知她先生六、七年前患了鼻咽癌，長期治療下來，癌細胞雖然得到控制，但身體大衰，積痰難消，經常要抽痰，病人深感痛苦，曾數次要求解脫，家人為了照顧他雖然受盡折磨，但總是抱持一絲希望。

每一個人剛出娘胎時，一律是哇哇大哭，好像早知道這一生即將面臨一連串苦難似的。我在想，如果人出生時像京劇中的老生出場那般大笑幾聲：「哇～哈哈哈哈！」不知道人生會不會變得幸福有趣一點？然而偏偏大多數人的一生，苦難總是一波未平一波又起；最可怕的是，如果不幸得了生不如死的重病，意志必定大為消沉！

儘管現代醫療如此發達，各地醫院林立，大多數的人都可受到良好的醫療照顧，但是醫療並不是萬能的，不僅有癌症、愛滋病之類的絕症，其他諸如高血壓、中風、糖尿病、痛風、精神病、阿茲海默氏症等疾病，也人都是終身無法治癒的。各行各業景氣忽高忽低，惟獨各大醫院總是人滿為患，即使大多數病人的病況暫時得到控制，但生命品質卻陷入低劣的狀況。

縱使目前我們的身體尚稱健康，但是，每一個人是否應該心生警惕：不知哪一天我也會變成病床上的一員？人的一生有許多事情常感後悔，而失去健康正是大部分人最感後悔的事。

許多人身體不適到醫院檢查，當聽到醫生告知他得了重病之後，常會不平地發出悲鳴：「為什麼是我？」大多數的人把精力用來追求功名利祿，養生觀念很薄弱，

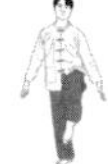

平日熬夜過勞、重煙酗酒；由於壓力過大，經常煩惱生氣，假以時日，身體必定發動革命。

《內經．素問》說：「聖人不治已病治未病。」中國養生術最大的特色，在於它是一種很好的「自療醫學」，也是一種最佳的「預防醫學」。一個人如果善於養氣，常保氣血順暢流通，則細胞能量充足，器官功能良好，疾病將無由發生。健康之道無它，排濁納清而已，大部分的疾病都是新陳代謝出了問題。

我們練習氣功，發現身體任何部位出現堵塞情況時，即須利用各種自療的手段將之排除。古代的醫藥雖不發達，但許多養生家到了耄耋之年仍然容貌年輕、健康無病，可見老祖宗的養生智慧值得我們重視與學習。

最近美國食品暨藥物管理局（FDA）警告，使用肉毒桿菌素美容治療，可能造成嚴重副作用，甚至致人於死，但是許多人還是趨之若鶩，為了美麗甘冒生命的危險。人工建造起來的美麗終究不能長久，必須體內氣血運行順暢，面部才能呈現自然光澤。凡是長期練氣的人都有一個共同特點就是：步入中老年之後，皮膚不長斑、不發皺，甚至還可以保持年輕人的血色，這是任何美容醫療、任何化粧品都無法辦到的。

欣欣問：昨天我碰巧看到站樁功，想來練練看……結果站不到五分鐘就超級累的。

六指答：小魚逆流而上是很辛苦的，小草鑽出堅硬的地面也是辛苦的，站樁的確既辛苦又寂寞，但是吃苦能讓體能成長，才能得到健康。正確的想法是：我今天站五分鐘，簡直快累死了，沒關係，我咬牙苦撐，每天站五分鐘不放棄；過了幾天以後，變得不太累了，我再往上加時間，站八分鐘。這樣一直往上加，終有一天，妳站三十分鐘也不覺得累，那妳就戰勝自己了。

與我同期練功的一位師兄，有一回他媽媽陪他到道館，看了我們練功之後她說也想學，自那天起她就成了我們的「師妹」了。除了偶而才到道館來向師父請教之外，她大部分的時間都在家裡練功，彼此很難得見面，想不到一年後再見到她，把我嚇了一跳，五十幾歲的她竟然變得好年輕，兩個臉頰像年輕女子一樣出現紅暈，她果真變成我們的師妹了！

現今的醫療資源日益昂貴，醫療費用常造成沉重的經濟負擔。大自然的能量取之不盡、用之不竭，我們利用呼吸採取天地能量用來養生，來源不虞匱乏。練功最

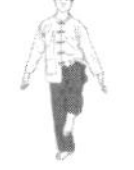

需要的是毅力和恆心，現代人生活緊張忙碌，練功常會虎頭蛇尾，我認為，必須設計一套簡單易學的功法，而且要將功夫融入生活，力求方便，才能使得每一個人都樂於學習、長久學習。

推廣養生功的宗旨

「養生三招」簡易安全，不論男女老少都可以學習，只要長期練習不輟，對健康必然大大有益。

「林間小茅屋中，一人仰臥竹榻上，右腳架左腳上伸直，兩手攀肩，肚腹往來行功運氣六口。」以上是想像某一位古人在自己家練功的畫面，這一招叫做「尹清和睡法」，功用在健胃消食，出自明朝羅洪先的《衞生真訣》，全書共介紹四十九個導引治病的方法。古時候醫療不發達，偶而吃壞肚子脹氣不消化，不像現在到處西藥房都買得到健胃散、胃乳片，這些小痛小病只好靠自己。

類似《衞生真訣》之類的養生著作不勝枚舉。在古今中外全世界的宗教、哲學、流派之中，最注重養生的莫過於道家了，道家養生功法種類繁多，諸如呼吸吐納、導引、武術、靜坐、站樁、按摩等等，還有些搭配的小功法如嚥津、叩齒、鳴天鼓等，此外另有針灸、拔罐、刮痧、放血、藥浴等療法，五花八門，令人目不暇給。

上述這些練功方式各有不同的目的及優點：有的專事練氣化氣，有的長於鍛鍊筋骨肌肉，有的適用於活血通氣促進循環，有的則重在排濁納清去除病灶；每個人可依照自己的需要，選擇適合自己的功法來練習。依我的想法，老祖先既然留下這麼多遺珍，政府既然暢言復興文化，何不成立一個「養生法審查委員會」，敦聘專業人士利用實驗的方式，從眾多養生法中挑選出一套效果最好的「標準養生法」供國人甚至全人類學習？以免大家乏人指導，亂動一通。清晨有空到公園走一遭，你就可以看到每個人的健身姿勢千奇百怪，效果實在有限。

筆者在此提供的這套「養生三招」，皆選自古代養生術並稍加改良，是人人可練的功法。這套功法同時兼顧到普遍性、安全性、簡易性，而且動靜兼修，相得益彰。養生三招的練功目的在期望達成下列各項效果：

（一）提高攝氧能力

擴張肺部的動作能加強肺泡的換氣功能，使氧氣及二氧化碳充分新陳代謝。一般人的呼吸都太淺，尤其步入老年更呈現「喘相」，換氣率降低到只剩下百分之二、三十而已，致使肺部角隅的廢氣無法更新，造成身體慢性缺氧；年齡越大，體內氧化物增多，免疫力降低，成為慢性疾病形成的元凶。因此，提高心肺功能，實為養生保健的第一步。

（二）促進血液氣化

心血管疾病是台灣、美國及大部分歐洲國家的頭號殺手，光是美國患者就超過七千萬人，其病因源自高血壓、高血脂和高血糖等造成的動脈硬化。如果我們能夠不斷地把陽氣吸入丹田進行氣血交融的工作，活化血液及小腹細胞，血液就不會沉澱堆積在下半身，身體自然健康。

（三）強化筋骨皮肉

利用呼吸吸進丹田的能量，必須藉由氣脈輸送全身，才能維持我們的體能。「要活就要動」，因為氣會朝著身體用力的部位流動，所以必須經常運動、勞動，以活絡氣血。活動身體的規則就是要將身體緊繃之後再放鬆，緊繃是聚氣，放鬆是行氣，兩者交互運用，身體才會日漸強健。我們的身體只要幾日不用勁，就會覺得氣力衰弱，笨重不靈。尤其到了中老年，身體肌力以每年百分之二的速度下降，所以養生家要我們「四肢才覺重滯，即導引吐納」，不可整日在家當宅男敗犬。

(四) 排除廢濁邪氣

維護健康的兩大工作是攝取營養及清除垃圾，人會生病的最大原因即在身體長期積留廢物造成阻塞，阻塞就會產生疾病。多吃蔬菜水果、多運動有助於身體排除毒素；察覺身體一有濁氣堵塞時，要想辦法將之打通，以免形成頑固病灶危害健康。同時，平日要維持愉快的心情，因為過多的壓力及煩惱也會造成身體氣血瘀阻，使得身體器官運作不正常。

LKK問：目前社會上有很多氣功功法，有的很難學，有的很簡單，初學者根本不知道從何學起？不知要學哪種功法比較好？

阿紅答：即使很簡單的功法，也是易學難精，最重要的是毅力，不過只要把它當吃飯睡覺，是每天必做的事，慢慢就會產生效果了。

目前社會上流行各式各樣的氣功，令人眼花瞭亂，無所適從。筆者提供的「養生三招」包含了心肺功、站樁功、清淨功，其功法符合《內經》一書的養生道理，最大特點在於簡易安全，不論男女老少都可以學習，只要長期練習不輟，對健康必然大大有益。

「養生三招」於室外、室內練功皆宜，即使在房間、客廳、辦公室等狹小的空間也都可以練，不受惡劣天氣的影響。三項功夫可以合起來練，也可以拆開來練，練功的時間可長可短，三項合起來練功時間可短至三十分鐘，也可延長為一個鐘頭、兩個鐘頭，依自己的功力及需要自行斟酌延長。

功法內容只是簡單的肢體運動以及平和的呼吸，所以也不會產生運動傷害之類的問題。雖然招式簡易，但是功法合乎氣的原理，只要長期的練習，身體氣血狀況必將逐漸改善，讓你健康少病，青春延年。茲將心肺功、站樁功、清淨功的練功步驟分別說明於後。

心肺功

心肺功連貫動作做起來像「陸地蛙泳」一樣，它的健身效果與游泳不相上下，其綿長的呼吸攝氧、攝能功效更有過之。

心臟收發血液循環全身，主司營養的運輸及廢物的清理；肺臟司理體內氧氣、二氧化碳的交換，心肺能否正常運作，立即影響生命的存亡。但是，人體中這兩個最重要的器官因為藏在胸部的肋骨之下，難於施加運動，所以自古以來的養生術當中，鍛鍊心肺的功法較為少見。

拜師入門練功，就像在大學上課一樣，除了主修的課程之外，另有一些副修的科目。主修的功法是每個弟子必修的基本功夫，除此之外，「未學道，先治病」，師父還會給每個徒弟搭配不同的附加功法；最常見的附加功法就是五臟功，五臟功包括心肺功、脾胃功、肝功、腎功等，目的在針對個人先天不足之臟器給予補救。每次上課，練完了主修功法之後，徒弟們就各自找個角落練功去了。

在此提供給大家的心肺功，是將古傳的功法稍加改良，因為古時候沒有氧氣的概念，不懂得氣體新陳代謝的道理，所以少見鍛鍊心肺的功法。有一招古傳的心肺功是模仿鳥類展翅、合翅的動作，將手臂左右分開、合起，類似標準體操中的「擴胸運動」。為了讓整個招式做起來更加流暢，並利於搭配連貫的呼吸，特將動作略加修改，茲說明如下：

（一）預備式

立式，兩腳分開與肩同寬，腳尖向前，收下顎，頸背挺直，兩眼向前平視，

心肺功

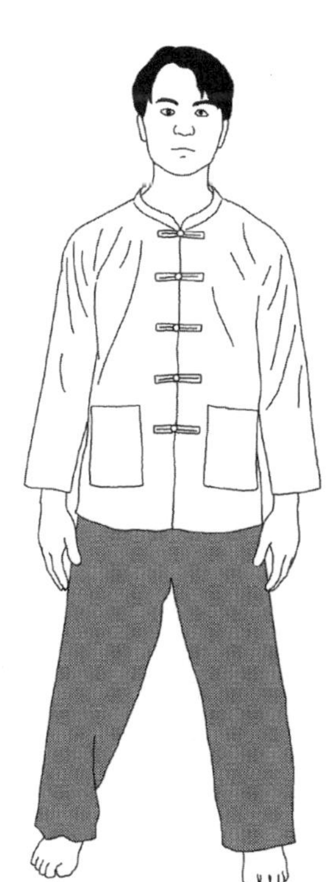

5-1 預備式：兩腳分開與肩同寬，腳尖向前，收下顎，頸背挺直，兩眼向前平視，雙手自然下垂置於大腿兩側。

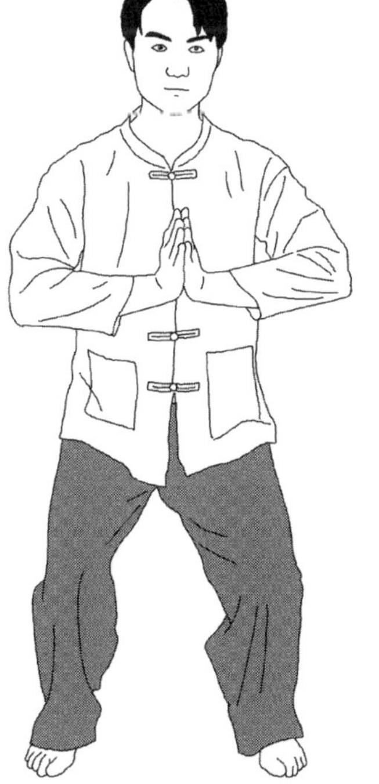

5-2 起手式：雙膝下蹲約十～十五公分，雙掌合十置於胸前。

雙手自然下垂置於大腿兩側（圖 5-1）。

（二）起手式

雙膝下蹲約十至十五公分，雙掌合十置於胸前（圖 5-2）。

（三）開始練功

先擺好起手式（圖 5-2），然後依下列順序動作——

第一動：

雙膝緩緩站立，同時雙掌緩緩分開以推窗的姿勢向前推出，推到最遠處時，雙掌掌心向前，指尖朝上（圖 5-3），然後雙手往身體左右兩側緩緩分開，直到與身體成為一直線為止（圖 5-4）。在雙膝緩緩站立，雙掌推出的同時，並開始用鼻子吸氣。換句話說，雙膝站立、雙掌推出、鼻

5-3 雙膝緩緩站立，雙掌以推窗的姿勢向前推出，兩手掌掌心向前，指尖朝上。

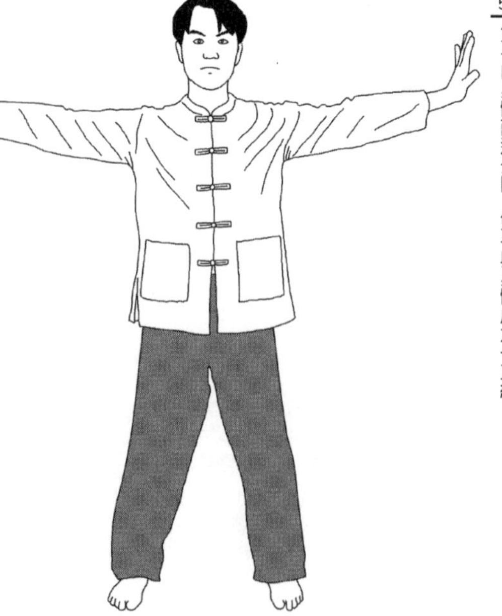

5-4 雙手向身體兩邊分開，雙手與身體成為一直線。

子吸氣三個動作同時進行。

第二動：

雙手緩緩下降，在雙手下降的同時雙膝緩緩下蹲（圖5-5），下蹲約十至十五公分之後，雙掌合十置於胸前，成起手式（圖5-2）。在雙手下降的同時，開始用嘴巴吐氣。換句話說，雙膝下蹲、雙手下降、嘴巴吐氣三個動作同時進行。

第一動開始動作時吸氣，做完第一動恰好吸滿氣；第二動開始動作時吐氣，做完第二動恰好把氣吐光。第一動與第二動之間，包括動作及呼吸都必須連貫流暢，不得時快時慢，也不得停頓。全部動作做完，也就是一吸一呼，稱為「一口」。以平常兩、三倍慢

5-5
雙手緩緩下降，同時雙膝緩緩下蹲。

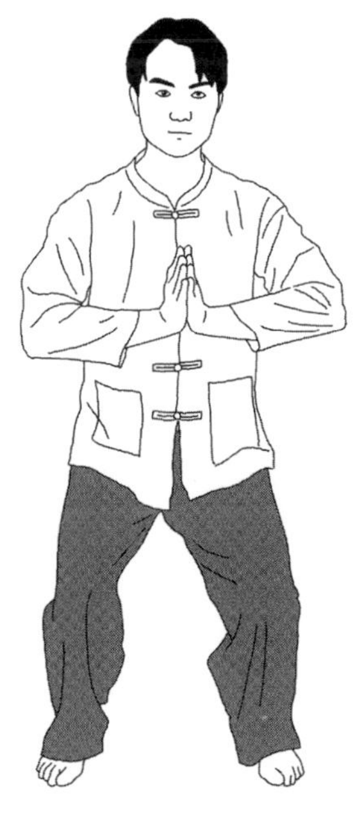

5-2
起手式：雙膝下蹲約十～十五公分，雙掌合十置於胸前。

的速度呼吸，每一口大約需時八秒鐘至十二秒鐘，每次練功最少三十六口，口數及呼吸速度可自行斟酌增加、調整。

道家的呼吸吐納功夫，吐氣時大都採用陶弘景的六字訣，其原理是「吸涼吐熱」，用鼻子吸進清涼之氣，以嘴巴吐出胸腹熱濁之氣，有減低臟腑發炎之效。一般而言，吐氣時大多數的人採用「噓」字訣，因為氣較長，吐氣時間比較容易控制。

有人認為，在所有的運動項目中，游泳對人體的幫助最大，游泳是一種全身性運動，並有物理治療及抒解壓力的效果，而且游泳注重換氣，能夠促進心肺功能。心肺功連貫動作做起來像是「陸地蛙泳」一樣，它的健身效果與游泳不相上下，其綿長的呼吸攝氧、攝能功效更有過之；而且練習心肺功不必找泳池，到處可以練，比游泳方便多了。

我們的肺部有幾億個肺泡，其總面積約為人體表面積的三十倍，大約是一個網球場大小，每天過濾澄清的血液達幾千公斤。但是，一般人每次呼吸的換氣率不高，致使積留在肺部角落裡的廢氣沒有進行新陳代謝，身體也無法得到充分的氧氣供應，對健康相當不利，所以必須擴大肺部的伸縮並放緩呼吸的速度，以利氣體的新陳代謝。

羅老師問：我練心肺功一個多月了，在學校上課時，講話好像不那麼費力了。

若水答：除了增強心肺功能，因爲你天天運動手臂和肩膀，對經絡的疏通很有幫助。公園裡、林間步道都是練功的好地方，如果能夠每天清晨對著晨曦練功更佳。練功時必須保持心情輕鬆愉快，一面練，一面想像自己是大海，樂於容納百川……

練習心肺功時，吸氣時盡量吸飽，吐氣時盡量吐光。利用手臂緩慢的開合動作伸、縮胸廓，將肋骨根根拉開伸張，使內臟各得正位，因為肋骨不張開會壓縮肺部，有礙肺活量之擴張。每天練功一、兩次，可以讓肺泡充分換氣，使身體含氧量增加，避免紅血球凝結與血管栓塞，而且氧氣充足令人神清氣爽、耳聰目明。心肺功不但訓練肺部，同時也可以加強心電，促進血液循環。平日感覺有胸悶、氣短現象，或肋間、肩膀酸痛的人，可自行斟酌增加多練幾口。

《內經・上古天真論》：「六八陽氣衰竭於上，面焦，髮鬢頒白。」人到了

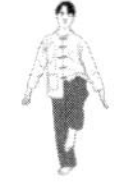

四、五十歲，由於血氣漸衰，上通頭部的經絡氣血上溯力道不足，於是臉皮開始發皺、失去光澤，眼睛發酸模糊，禿頭、白髮開始出現，還有許多人患有五十肩酸痛難當。常練心肺功除了促進肺部吸氧、改善心臟供血狀況之外，在動作過程中還活動了肩部、手部的關節及腋窩的神經叢，使肩頸的經絡不易堵塞，一方面可舒緩酸痛，一方面放鬆過度緊張的肌肉，以避免壓迫到上輸腦部的血管，而造成腦部氣血不足的現象。此外，身體下蹲、站起的動作也鍛鍊了下肢的關節及肌肉，可謂一舉數得。

※心肺功示範教學（http://youtu.be/BWEpkEOGeA4）

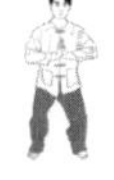

站樁功

站樁是養生術之中運用最廣的一種功法，具有增強體質、祛病延年的作用。

站樁又名扎馬、立禪、站檔、地盆，是武術、養生術之中運用最廣的一種功法，具有增強體質、祛病延年的作用。站樁一般不講求入靜，相當安全，人人在家自習無妨。

站樁分為技擊樁及養生樁兩大類，有謂「入門先站三年樁」，站樁可以說是各門各派必修的築基功夫，形意拳名家薛顛說：「樁功以慢練入道。」練武者往往站樁幾十年，功夫在無形中進步；太極拳大師鄭曼青到了晚年仍經常練站樁，一站就是幾小時。站樁身形下沉，有如樹木扎根於地；大師站樁，陰竅與湧泉能量與地氣連線，吸取源源不絕的大地能量，為內家拳威力之來源。樁功高深者，下盤極為穩

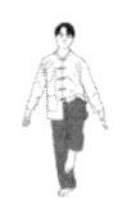

固，多人難以推動。

若以功法的用途來分，站樁又分為高樁、半樁、矮樁；樁步越矮，腿部受力越大，難度越高。養生樁大都採高樁，因為矮樁近似馬步，非常辛苦，非專業武術家難以堅持；若以站樁養生，樁步高低可以隨著年齡而調整，年輕人可站矮一點，老年人則可站高一點。

阿陳問：前一陣子感冒，全身無力，一、兩個星期都沒勁，心裡想應該練什麼功法比較有效？印象中認為站樁最能恢復體力，於是開始早晚各站一小時，果然站了兩天精神就恢復了，體力也變佳。站樁眞的很不錯，強烈推薦站樁功。

阿紅答：我練功十幾年，學過丹道氣功、全程靜坐、眞氣運行法，總覺得不太順利。後來練習站樁，慢慢覺得胸悶的情況打開了，橫隔膜附近的積氣也經由打嗝而通暢，心臟附近不舒服的現象也慢慢緩解，連手臂心包經及心經部位也有通暢感，站樁眞是很好的功法。

站樁採自然呼吸、腹式呼吸皆可，但呼吸速度宜稍微放緩。站樁時身形下沉，身體重心下移，氣自然朝著下半身流動。我們談養生，第一要務就是讓我們身體其氣在下，才能利於氣血的混合與循環。

站樁的功法在於「以形導氣」，不必守竅，也不必意領氣行，純粹讓上半身放鬆、下半身受力，上虛下實造成氣往下流動，並帶動體外的氣流經身體入地，練功日久，身體經脈將逐漸開通。

養生樁如果以提供社會大眾練習為目的，則其下蹲的角度、練功時間的長短當應隨著個人年齡、體力而稍加調整。茲將站樁功的動作說明如下：

（一）兩腳分開與肩同寬，腳尖稍微向內成為內八字，兩膝下蹲約十至十五公分，雙手曲肘上提與乳房同高，雙手距離胸部約二十公分，掌心向下與地面平行，雙掌五指稍微分開，雙掌相距一、兩公分。

（二）收下顎，身體中正，頭頸端正，兩眼平視前方或垂簾，兩腳趾稍微用點力氣抓地（圖 5-6, 5-7）。

站樁的流派及姿勢很多，以上的站樁姿勢是由高位的「下按式站樁」變化而來，架勢穩，得氣快，對於促進氣血循環、排除濁氣很有幫助。

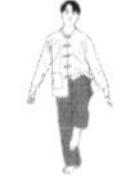

站樁功：兩膝屈膝緩緩下蹲約十～十五公分，臀部稍向前收，不要向後翹起，膝蓋不超過腳尖，在膝蓋下蹲的同時，兩手掌指尖向前，掌心向下，五指略微分開微屈，手掌與地面平行呈下按狀。

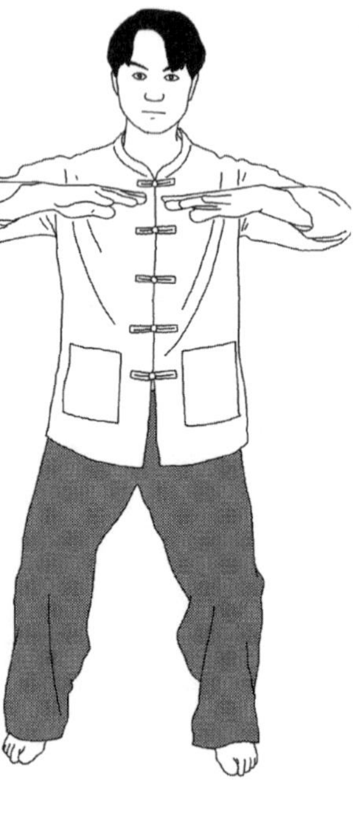

5-6 站樁姿勢正面

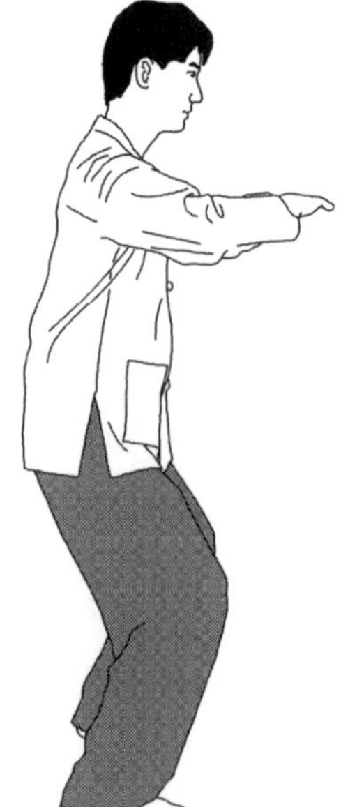

5-7 站樁姿勢側面

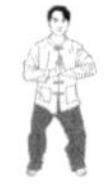

Until問：練完站樁功之後，我的兩隻腳掌布滿了黑氣，看起來滿嚇人的，爲什麼會有這個現象？

若水答：站樁時，身體大部分的重量移向腳掌前半部，可以帶動身上的濁氣下降至腳部，所以整隻腳泛黑。練完功之後，可以用右腳去踩左腳腳背，再用左腳去踩右腳腳背；也可以往地上跺腳，或立定跳幾下，以使濁氣外排。腳背、腳底都布滿穴道，練完功之後腳部氣血暢通，對健康非常有益。這個功法練久了，腳部會呈現粉嫩的顏色，顯示屯積腳部的濁氣排除乾淨，由於血液回流順利，也可減低發生靜脈曲張的機會。

根據武術界及運動醫務人員的觀察，站樁可以讓體能由弱轉強，行動也會變得比較靈巧。站樁時宜將身體重心落在腳底湧泉穴，腳底有全身器官的反射區，時常施加壓力可以刺激自律神經產生自療作用。站樁並可加強下肢的力量，增進膝蓋、踝部關節的健康。

初習站樁時間可以設定在十分鐘，日後可依照自己的能力調整時間。如果以站

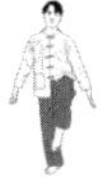

樁來治病，則時間可以稍微加長，最好能站至流汗。過飢過飽不宜練功，練功時忌吹電風扇、冷氣，收功後喝杯溫開水，稍事休息才洗澡。在練功的過程中，可能會產生肌肉酸痛、打嗝、放屁、發癢、發熱等現象，甚至多年舊傷復發疼痛，這些現象大都只要繼續堅持練習就會逐漸改善。

根據各位網友的體驗，站樁功對於慢性疾病如高血壓、手腳冰冷、糖尿病、氣喘、痛風、過敏性鼻炎、僵直性脊椎炎等症狀都有改善的效果；而且站樁功是一種恆心與耐力的磨練，對於穩定情緒也很有幫助，能夠促進身心的均衡與健康。

清淨功

念力即能量，精神內守可使能量只進不出，自然大大的提高了身體的免疫力，因而百病不生。

「人能常清靜，天地悉皆歸」，關於老子這句話，《西昇經》有進一步的解釋：「人能虛空無為，非欲於道，道自歸之。」心識不因身外之物而憂慮，形成空無狀態，天地的能量即能自動向我源源流入，我可將天地的能量收歸己有。念力即能量，精神內守可使能量只進不出，自然大大的提高了身體的免疫力，因而百病不生。

《樂育堂語錄》也說：「道家別無玄妙，惟大團固元神不令外出，長使在家，則壽長千歲者在此，神超萬古者亦在此。」言下之意教人不要將元神耗費在對付身外的事物，養氣惜氣方為長生之要訣。

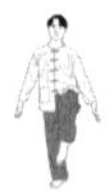

《內經・素問》說：「恬憺虛無，真氣從之，精神內守，病安從來？」恬憺虛無的反義詞是緊張憂愁，凡事憂慮是人類的通病，幾千年前的古人與現代人並無二致，生活不如意事十之八九，各種壓力及煩惱總是紛至沓來。《內經》這句話指出：一個人在不緊張、不憂愁，也就是身心放鬆的時候，才能獲得充足的真氣；如果再加上懂得「精神內守」，避免浪費真氣，生病的或然率是極其低微的。

通常我們總認為多運動、多勞動有助於活絡全身氣血，但是，專業運動員的活動量遠遠超過一般人，為什麼他們在步入中年之後，體力反比一般人衰退得快？因為運動、勞動是在發用真氣，而在身心放鬆之際，身體才會納收真氣。在訓練、比賽的階段，運動員不但體能的消耗比一般人多，如果再加上爭勝心理壓力沉重的話，身體的真氣便面臨流失及阻滯的雙重禍害。

運動健身的要訣在「動靜兼修，鬆緊自如」，動時身體要緊才能有力，靜時身體要鬆才能有氣，這才是理想的運動方式。

《內經・靈樞》：「經脈流行不止，與天同度，與地同紀。」中醫所說的「子午流注」，指的是血氣在不同的時間流經不同的部位。西醫也認為，人的生理活動都依生理時鐘運行，亦即下視丘的神經核透過松果體來調節體內褪黑激素分泌的時間，從而影響人體的睡眠、體溫、內分泌、新陳代謝、消化活動、肝功能等生理運作。所以，規律的生活作息，有助於建立良好的生理節奏。易言之，減少對身體自律功能的干擾，生理時鐘的作用才能順利進行。

褪黑激素是一種生長激素，它在血中的半衰期甚短，約為半分鐘至五分鐘之間，人到中年之後褪黑激素的分泌便大為減少，靜坐、冥想能夠刺激褪黑激素再度分泌，身體細胞老化速度便會趨緩。

清淨功最主要的功能在於讓身心放鬆平和。渾濁的水經過沉澱之後會變得清澈，同樣的，當我們的心安靜下來之後，身上的濁氣也會逐漸沉澱，所以清淨功也稱為「澄清功」。

想要保持健康，工作與休息必須平衡，一般而言，理想的作息分配為工作、睡眠、休息各占八小時，可是現代人過於忙碌，休息的時間已被分割殆盡，學會清淨功，就可以利用零碎的時間得到充足的休息。

簡單的說，恬憺虛無就是「開心」，開心是心上清淨或心上喜悅之意，人在放鬆、平靜或冥想的時候，腦波會轉變成較慢的α波，α波是我們的身體與體外自然界互通的訊號，所以《內經》說這種情況是「真氣從之」。這時頭腦會自動分泌腦

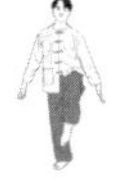

內嗎啡，而且體內負責消滅病毒的T細胞也比較活潑，大大提高了免疫力。反過來說，一個人處於負面情緒時，身體會釋放毒素，科學家曾做過實驗，一個人在嫉妒時所釋出的毒素，可以毒死一隻白老鼠。

反過來說，在什麼情況下不能「真氣從之」呢？就是在「不開心」的時候，當我們情緒緊張時，額前葉的腦波（額前葉掌管思考）幾乎完全呈現快速的β波，這時我們身上的肌肉骨骼以及內分泌會武裝起來準備抵禦外侮，身上的能量容易外馳損耗。眼、耳、鼻、舌、身、意六根六識皆為亂氣耗能的窗口，切勿放縱耽溺。

《太平經》曰：「子欲養老，守一最壽。」凝神守竅的作用，在於讓我們心有所繫，觀守穴道不移不動，久而久之自可無思無慮，身心放鬆，進入清淨的境界，讓我們的身體發揮自療自癒的功能。

早在幾千年前，莊子即說過：「靜然可以補病。」現代科學經過實驗也發現：氣功鍛鍊能刺激副交感神經，降低身體新陳代謝的速率。練氣、靜坐時要求身體放鬆，心無雜念，降低對外界刺激的反應，減少對於大腦的干擾，自主神經系統便可自動調適，發揮修復身體、促進健康的功能。

自一九五五年以來，中國大陸便在「氣功療法」的名義下積極獎勵人民靜坐，

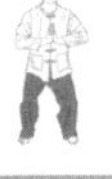

以治療慢性病；日本在明治末期以後也開始流行靜坐，先後有岡田式、藤田式、二木式等流派推行靜坐及呼吸之法；後來，西方世界也掀起靜坐的風潮。根據一般的意見調查，民眾在練習腹式呼吸之後，下腹部會變得較為結實而富彈性，許多疾病諸如便祕、習慣性頭痛、慢性咳嗽、失眠、神經衰弱、精神萎靡、情緒不穩等症狀，都會漸漸獲得改善，達到「有病治病，無病強身」的效果。

目前在社會上推廣的靜坐班，教授的內容都差不多，筆者在此介紹的道家清淨功，同樣是利用靜坐的形式鬆靜身心，調和呼吸，以促進能量的吸收，和暢氣血、疏通經脈。現將練功步驟說明如下：

（一）立姿、坐姿、臥姿均可，男左掌在下、右掌在上，女右掌在下、左掌在上，雙掌虎口交叉置於小腹。（圖 5-8, 5-9, 5-10）

（二）全身放鬆，從頭到腳檢查一遍，要仔細感覺全身是否完全放鬆了。這個步驟很重要，因為身體的任何一個部位的肌肉緊張，都會造成氣的集結不通，影響練功效果。

（三）以平常二倍慢的速度呼吸，採腹式呼吸，吸氣時小腹凸起，吐氣時小腹凹下，並施加少許力氣控制小腹肚皮的起降。

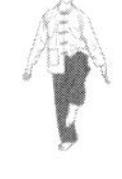

清淨功：男左掌在下、右掌在上，女右掌在下、左掌在上，雙掌虎口交叉置於小腹。

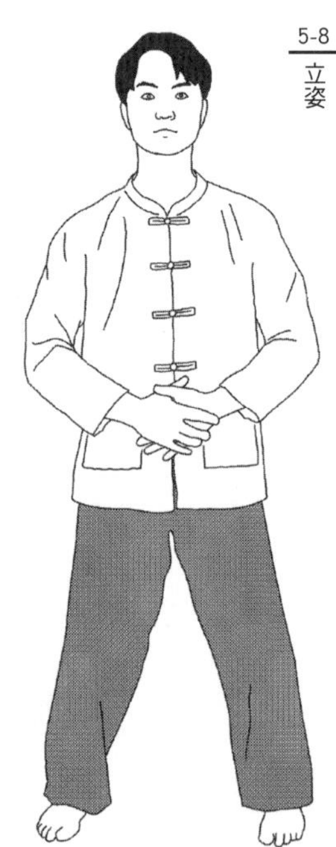
5-8 立姿

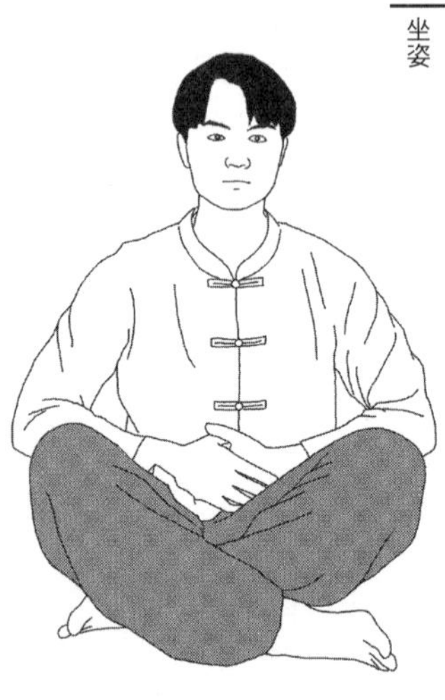
5-9 坐姿

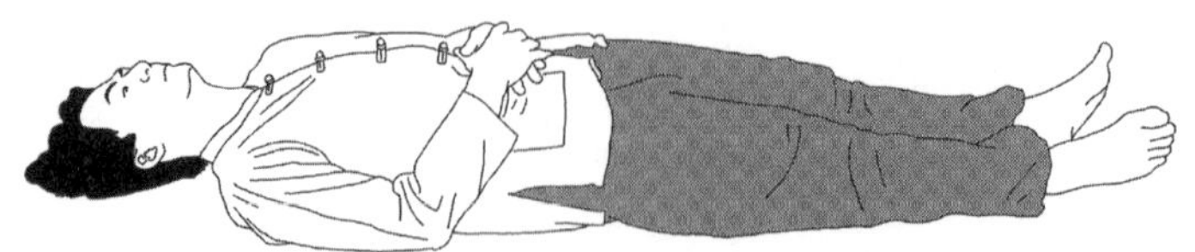
5-10 臥姿

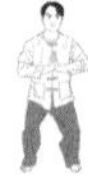

練習清淨功的心法為「一靈獨運，息息相連」，呼吸時須注意手掌之下的小腹肚皮一上一下之波動。由於用心專一，腦中無暇產生別的念頭，因此稱為「一靈獨運」；同時，在緩慢綿長的呼吸中，吸氣完畢要緊接著呼氣，呼氣完畢要緊接著吸氣。換句話說，意念專注呼吸的起伏，一呼一吸之間要均勻，吸連呼，呼連吸，不可停頓中斷，因此稱為「息息相連」。

《道樞．練精篇》說：「使其心常存於下丹田，久之神氣自住，諸疾不生。」呼吸時不論小腹或凸或凹，心意皆須跟隨肚皮起伏，常常「運力於腹」，以使小腹成為全身力氣之中心。練功時將心識牽繫在丹田，可使呼吸的火力常駐丹田；日久功深，將可培養「心息相依」的功力，亦即每次呼吸，能量都能直接進入丹田，使「氣滿四大，薰蒸其體」，假以歲月，必然氣血大暢、經脈開通。

利用呼吸輔佐打坐入靜的方法有數息法、聽息法、隨息法等，我們在這裡提供的叫做「連息法」。

數息法是佛教六妙門提倡的禪修心法，在《阿含經》、《律藏》都有數息法的解說，是最多人採用的靜坐呼吸法。

聽息法為莊子所發明，《莊子．心齋》解說聽息法的要領：「若一志，無聽之

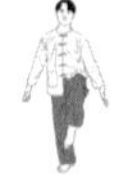

以耳，而聽之以心；無聽之以心，而聽之以氣。」

隨息法則見於蘇東坡《志林》一書，「隨」字訣為：「當息出時，心也隨它同出；當息入時，心也隨它同入。」

分析以上幾種呼吸法，有的太緊，有的難以掌握。連息法淨心容易，而且攝能連續，效果較佳。

前文我們已經分析了呼吸吐納的原理，道家前輩對呼吸都極為重視，馬丹陽在《論練氣》一書示其妻孫不二曰：「練氣莫教麤，上下寬舒，綿綿似有卻如無。」呼吸緩慢細長，有助於身心入靜，才是真訣。他又說：「坐則勻鼻端之息，睡則捉臍下之珠。」身心鬆靜，佐以輕緩的呼吸，這就是清淨功的精髓。

雙手手指交叉置於腹部的坐姿，古稱「帝王坐」，因為雙手掌心的勞宮穴是個大穴道，攝能功效很強，將勞宮穴置於肚臍、丹田附近，可以促進能量匯聚流通。練習清淨功時，由於雙手與肚皮接觸，小腹會感覺些許的壓力，使我們心神有一個注意的目標，在吸凸吐凹之際可以觀察是否確實氣達丹田。腹式呼吸起降肚皮，並能帶動橫膈膜上下波動，自然的蠕動五臟六腑，具有按摩內臟的效果，對健康大為有益。

火野問：靜坐的時候，背部放鬆的話，身體就會一直彎曲，頭會一直垂下去。如果一直保持正直的話，腰背的肌肉又會逐漸僵硬，怎麼辦？

若水答：不是你的頭太重啦，是你的背氣還不夠暢通，久坐會酸痛。我教你一個鍛鍊背氣的方法：吸一口氣到丹田，閉氣，將氣運到背部來，用鐵掃把鞭打，或請別人用手掌拍打，或自己撞牆。這樣子練一、兩個月，靜坐時虛領頂勁，背就不酸了。

一般而言，靜坐的姿勢要求，無非虛領頂勁、含胸拔背、尾閭中正、沉肩墜肘、舌抵上顎等等。靜坐時必須保持脊椎正直，上半身不可以扭曲歪斜。所謂的「沉肩墜肘」，即是肩膀、頸項要徹底放鬆，因為肌肉緊張會壓迫血管，阻礙氣血通行。

許多中老年人因為肩膀、頸部僵硬不靈，氣血受阻不上潮，導至腦部缺血、缺氧，出現頭腦昏沉、眼睛酸澀、視力模糊、耳鳴、失智等現象。練習清淨功前後，可以自行酌加按摩、俯仰、搖擺、屈伸、擦臉、拍打、鬆節舒筋……等動作，皆有助於活絡氣血。

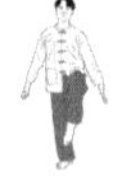

Until問：昨天打完球，我站在球場旁邊休息，可是站著站著，我的腰突然自在轉圈圈，就像是在搖呼拉圈，而且越轉越有力，可是我自己並沒有下令轉腰……

六指答：這才叫眞正的自發功，自發功從丹田附近轉起最棒了，常轉它，丹田附近的穴道會打開。因爲宇宙的能量皆以圓形運轉，人體的小能量被牽引而運動時，也是以轉圈圈的方式進行。此外，我們的身體也會隨著宇宙的頻率諧波振動。一般而言，身體發動的作用在沖激未通的穴道及氣脈，練功日久，穴道、氣脈暢通之後，發動的情形就會減少。

清淨功屬於休息養神的性質，練功只求身心放鬆、呼吸穩定即可，不須朝著坐忘、入定的目標前進，所以與靜坐稍有差別。練功中，無論身體產生任何反應，如熱麻、跳動、搖動等，只要把身體放鬆，任其自動無妨；如遇發生的現象過劇時，張開眼睛，深呼吸數次，即可恢復正常。

朱熹在《調息箴》一文中曾經談到他對靜坐的看法，用白話解釋意思是：「做這個工夫，不論什麼時候、什麼地方，身體總要安閒而舒暢，不要弄得周身難過；

又要心平氣和、順其自然，不要勉強執著。」練習清淨功的目的在於養生，要讓身心從緊張中釋放開來，培養時時和睦安詳、精神內守的習慣。

大體說來，清淨功與靜坐姿勢沒有差別，雙盤、單盤都可以，散盤未嘗不好，坐在椅子上練也悉聽尊便，躺下來練就是睡功；冬天氣候冷，墊高枕頭蓋著棉被也可以練；此外，上班途中、長途旅行時坐在車上都可以小練一下。晚上我們躺在床上睡不著或夜半醒來的時候，都是練功的好時機，不要瞪著天花板像個傻瓜似的白白浪費時間。「神返身中氣自回」，總之，靜下心來吸氣入竅，就是在補氣養身。

天晴川問：躺在床上練清淨功約七、八口左右，雙腿一路酸麻到腳底，感覺滿舒服的。一路練了個把月下來，心思比以前容易平靜，以前非吃安眠藥不可的我，第一次可以安然入睡，感覺眞的很好，而且也戒菸成功了，因爲練氣功之後抽菸常感覺不舒服。

若水答：每個人引動氣機的關鍵不一樣，行氣流暢，則自律神經自然回復正常的功能。

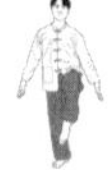

不論一整天多麼忙碌疲累，經過一個晚上優質睡眠之後，第二天一覺醒來，總讓我們感到神清氣爽、體力充沛，可見睡眠是補充體能的主要途徑。因為睡覺時，進入身體的能量與白天不同，是一種低頻、震動的能量。科學家實驗得知，睡前想想快樂的事情，使腦波呈現α波，然後入睡，如此放鬆舒適的睡眠，體內就會分泌成長荷爾蒙。

蘇東坡也練睡功，他的方法是：「仰臥板床，全身放鬆，意凝於臍，泯思絕慮，呼吸天然。」睡眠也是有技巧的，每天晚上上床躺好之後，藉著練習清淨功「收心」，將身體凌亂的磁極調整成為同步，入睡之後可與天地能量充分共振，等於整夜練功，明朝一覺醒來，必然能量充沛。

睡功也稱為睡禪，因為躺臥時身體容易放鬆，行氣更加隨心所欲；而且對於忙碌的現代人來說，每天晚上上床都可以練，是唯一比較不會荒廢的功夫，的確是理想的養生好招。長沙馬王堆《卻穀食氣篇》說：「食氣為呴吹，則以始臥與始興。」顯示古人認為睡覺前及睡醒後是練氣的好時機。

陌生人問：平常打電玩、走路時、等公車時，可以守丹田、調呼吸嗎？

六指答：行住坐臥皆可練功，但初學者心神常會受到干擾，所以只能在等車、搭車、看電視等身體不動的狀況下練習，開車、走路時比較不宜。打電動遊戲、上網時守竅調息，由於大腦正在思考，氣往往會上升集中在腦部，令人頭昏腦脹。

「閒時靜坐一炷香」，自古文人雅士常藉打坐靜心養生，一炷香大約二十分鐘左右，靜坐習慣之後如能延長至三、四十分鐘更佳。平日生活中常有一些無法利用的「零碎時間」，例如等車、搭車、等人、候診等等，一般人覺得無聊，但是懂得練氣就可以拿這些時間練功；激烈勞動、運動不但耗費能量，同時由於氣血動盪而產生許多自由基，因此運動、勞動過後也可以練清淨功聚能排濁。總之，時時不忘調息養氣，必能獲得保健的效果。

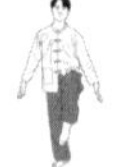

養生貴在有恆

練功養生要挑一個最簡單的、自己最喜歡的、對自己效果最好的，堅持不斷的練下去。

高中同學會一向從不參加的老學究這回出席了，在握手寒暄之際，他向我吹噓，說他每天早上固定到隔壁學校操場散步，十幾年如一日，我相信了，因為他看起來頗為硬朗，臉色也很不錯。你也許會說，每天散步有什麼好吹牛的？可是，就連酷暑寒冬、強風大雨也得準時出門，那就很了不起了。

二十年前我剛搬進五指山這個家的時候，特地在屋頂的小閣樓擺了一套桌球設備，太太信誓旦旦的說，一有空就要打球練身體，我記得總共才打了兩次吧，以後球拍就一直晾在那兒，再也沒有去摸過它。

人到中年，許多人雖都察覺到體能衰退，告訴自己應該保養身體了，可是大部分的人都是虎頭蛇尾，三分鐘的熱度。「一日不練，倒退十年」，我們的身體每天都在消耗能量，也每天都在製造垃圾，練功不可以一曝十寒，否則幾天之內就會前功盡棄。

明代學者李元薦博學多聞，深入觀察自然界的陰陽消長以及醫療的要訣，他在《推篷寤語》一書中說：「療貴人有四難：自用意而不任醫，一難也；將身不謹，二難也；骨節安閒，不能使藥，三難也；好逸惡勞，四難也。」李氏所說的貴人，指的是當時的「城市人」，這些人的通病就是不聽醫生勸告、懶散不勞動、胡亂糟蹋身體。其實，現代城市人與古代城市人的生活習性沒什麼兩樣，甚至還有過之而無不及。

當年我們開始學功夫的時候，練功房的牆壁上貼了一副對聯：「早功不練不吃飯，晚功不練不睡覺。」進入門派練功，功課又多又重，身旁一起練功的師兄弟好像鐵人似的練個不停，永不喊累，基於輸人不輸陣的心理，逼得自己也只好咬牙跟進，一滴汗水一分收穫，想要學好功夫，非下苦功不可。

養生功夫不見得要如此拚命，但最重要的是能夠持之以恆。網友昊天說得好：「練功要挑一個最簡單的、自己最喜歡的、對自己效果最好的，堅持不斷的練下去。」

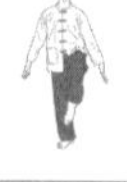

練功不似開派對、上夜店那麼好玩，每到練功時間，數十分鐘練下來，常是一身臭汗，又辛苦又單調。一般人為了健康而練功，如果沒有師長在旁督導，就必須自己發揮堅強的毅力，才不致半途而廢。

「養生三招」屬於基本的養生功夫，應不至於讓人感到太大的困難。這些功法的特點是不占地方，只要床邊狹小的空間就可以練習，非常方便；最主要的是它可與作息緊密結合，完全融入生活，不受地點、氣候的影響，也不需要任何器材，養成每天固定練功的習慣之後，一天不練反而渾身不對勁。

Jennie問：忙了好一段時間，女兒上幼稚園後，生活步調全打亂了，最近覺得氣不穩，晚上不容易入睡，所以又開始靜坐，靜坐後覺得被溫暖環繞與包圍，而且心神安定，躺下後很快就入睡了，所以練功還是不能偷懶，呵呵！

六指答：「被溫暖環繞與包圍」，很棒喔，這就是進入氣功態的現象，全身細胞得到能量，令人青春永駐。如果整天太忙的話，睡前加減靜坐一會兒，總是有好處的。

練心肺功可以強化心肺、疏通經絡；練站樁功可以散瘀去滯、排濁納清；練清淨功可以鬆靜身心、納氣聚能。將心肺功、站樁功、清淨功結合起來做為一個套裝功法，動靜兼修，可以互補不足，相得益彰。至於練功時間，可以安排如下：

心肺功最少做三十六口大約五分鐘，站樁功練十分鐘，清淨功練十五分鐘，加起來一共約三十分鐘。清晨只要比往常早起半個鐘頭即可，不妨礙上班、工作；晚上睡前練功也很理想。這套功法具有彈性，日久功深之後，可以衡量自身的狀況延長練功時間。

這三種功法都比較靜態，運動量稍微不夠，最好再配上一、兩樣活動肢體的運動，例如原地跑步五分鐘，或甩手一百下，或搖呼拉圈、跑樓梯等；其他的戶外運動如散步、慢跑、打球、上健身房皆可列入選項，如果能夠打一套太極拳，那就美上加美了。

練氣的效驗

健康不會從天上掉下來，不論平日生活多麼忙碌，都得安排些許時間用來養生保健。

成書於五代時期的《鍾呂傳道集》，採用問答方式談論修練的種種問題，書中最後一章名為「證驗」，指出修練過程中，每個階段修練有成時將會出現的現象，從最初的口有甘液、小病自療、關節皆通、行步如飛；進步到皺臉重舒、紺髮再生、神氣秀美、永駐童顏；最高階段甚至能夠金光罩體、胎仙可現。《定光經》也說：「得道之驗，第一宿疾齊消，身心爽快，行步如飛，顏色光澤。」以上的證驗也許有部分我們難以企及，但只要堅持不斷的練下去，久而久之自然有良好的效果顯現。

現代人自己看書學習氣功，因為沒有老師在旁指導，怎麼知道自己練功有沒有產生效果呢？這裡有幾個簡單的方法可供自我檢視：

（一）肌膚潤澤

宋・白玉蟾《修道真言》：「山有美玉，則草木為之不凋；身有妙道，則形體為之不敗。」謂有功夫者，容貌必有好顏色。孟子說：「氣者，體之充也。」身體像汽球一樣經常充氣，由於身體潔淨，肌膚自然潔白且有光澤，即使年紀大了，老人斑也極少出現。氣足能讓我們感覺身體輕盈舒適，而且情緒穩定，精神愉快。

（二）免疫力強

由於能量儲聚在身體中心，心肺循環有力，氣血可達神經末梢，因此練氣可使人免疫力增強，冬天不怕冷，夏天不怕熱，且不易受到風寒入侵而感冒，關節病變、筋骨酸痛之情況也比較不易發生。中老年人常感手腳冰冷、手指麻木的現象，練氣可大為改善。

（三）呼吸暢通

鼻腔裡有感電神經叢，對能量非常敏感。練功之後，如果覺得鼻子比平常通暢，了無阻塞，而且嗅覺變得非常靈敏，表示身上氣血暢通；有些人鼻子過敏，經

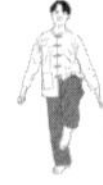

常鼻塞，練氣後氣血一通，立刻呼吸無礙，大感舒暢。身體氣清脈通，亦有助於頭腦之靈敏。北京市氣功研究會曾對六、七十歲的練功老人和不練功老人進行試驗，發現練功者智力退化過程較不練功者明顯減慢，少數人甚至未發現智力退化現象。

（四）津液增多

唾液不斷分泌，經常保持口腔濕潤，表示身體火氣下降，水氣上升，並維持舒適之體溫。如何增加口水分泌？蘇東坡曾以書信告其弟蘇子由說：「靜坐之時，舌捲入喉，津液必多。」平日如果出現便祕、口臭、長痘、體溫過高等現象，可能就是上火，可以練一練蘇東坡的方法，或參考練習《氣的原理》中介紹的「赤龍絞海」三口九嚥之法，用以降火。老年人因自體免疫機能衰退，常會罹患乾燥症，出現嘴巴乾或眼睛乾的現象，練氣可以改善。

（五）排氣順利

大多數人都積留一些濁氣在體內未能排出，以致自體中毒，發生疾病。練功能促進清氣、濁氣的新陳代謝，濁氣上行為打嗝，下行為放屁。練功後比較多屁，表示體內的氣經常流動更新，全身的阻塞將陸續打開，身體潔淨，自然百病不侵。

以上各點，不能說已經包含所有練氣的效驗，因為每個人體質、修為不同，對能量所產生的反應也不同。有人認為：「但行功夫，休證效驗。」練功只問耕耘，不問收穫，尤其出現種種幻景時，更必須正心誠意，見怪不怪。

此外，有許多疾病經過醫院檢查病因不明，很可能是經絡阻塞造成的，但是，到底哪一條經絡阻塞，自己無法察覺。雖然書店裡有許多穴道按摩的書可以查考，但許多人面對密密麻麻的穴道，到底按對按錯自己並無把握。

在此我提供一個方法讓大家參考：手握虛拳，輕輕敲遍整隻手臂的每一寸肌膚，敲到痛點即表示該處阻塞不通。先從一隻手臂內側由上往下敲，然後再從手臂外側由下往上敲，一隻手臂檢查完畢之後再檢查另一隻手臂；然後改為檢查兩隻腳，先以雙拳沿著大腿外側往下敲，再沿著大腿內側往上敲。凡敲到疼痛之處，可能就是已經阻塞的穴道，可以繼續用虛拳敲擊痛點，每天敲擊一、兩回，每回敲擊兩、三分鐘，大約一週過後再敲不痛，就表示氣通了。常敲穴道、經脈有治病效果，無病也可以強身。

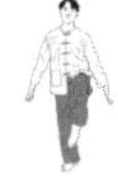

因為不必認穴，這是最簡單的「阿是穴」保健通穴法。所謂的「阿是穴」，是以痛為治療的起始點，這個以痛來解痛的痛點便是「阿是穴位」。因為穴道有深有淺，大部分的人不熟悉按摩手法，或者手指力氣不夠，難以保證按對位置，用拳敲擊痛點明顯，相當簡便有效。平日敲敲穴道可以保健，但是生了病還是找醫生診療為要。

養生的原則有二：一為不傷，一為補養，不傷就是減少損耗，補養是增多供應。年老則氣衰，有些人七十歲已經老態龍鍾，但是有些人七十歲還可騎腳踏車環台一周，所以年齡不是絕對的因素。自古以來的養生家留下許多養生銘言，皆是先賢寶貴的心血結晶，甚宜診視參考。此外，少吃炒炸、加工食品，多吃新鮮蔬果，以免體內累積壞的油脂、添加物、膽固醇；每天曬曬太陽，可以殺菌並加強骨本；不抽煙，少喝酒；少應酬，不熬夜，這些優良習慣皆有益我們的健康，千萬要提醒自己確實遵行。

總之，健康不會從天上掉下來，不論平日生活多麼忙碌，都得安排些許時間用來養生保健，但是也不必太心急，只要持恆不懈的鍛鍊，想要獲得健康並不困難。

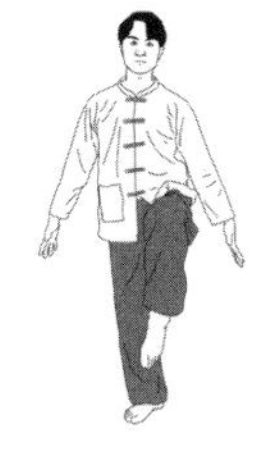

結語

天邊晚霞絢麗多彩，海面波浪澎湃洶湧，天地萬物一分一秒都在變化，我們的生命也一樣，無形之中不斷的與自然界產生互動，造成生理、心理的影響，所以我們要存有養生的觀念，時時省察自己的身心，維護自己的健康。

本書大部分的內容都在嘗試探索生命的基本功能，因為人類健不健康、長不長壽，其中必有衡世皆準的條件存在。生物學、細胞學在這方面的研究已獲得極高的成就，不過，科學家大都是透過解剖或顯微技術研究人體，無法得知無形能量的運作模式；而中醫則是透過能量消長的角度來觀察生命，如果能夠綜合中、西醫學之所長，相信必能加速探知生命的奧祕。

現代醫學幾乎對所有慢性病都無法治癒，顯然現代醫學未臻完美。有人認為，在生物醫學的領域中，基礎理論反而是有待研究的重要部分，而《黃帝內經》這部著作針對生命本質所透露出來的訊息，應可提供許多寶貴的醫學研究線索，因為唯有進一步瞭解人體與自然界之間的對應關係，才能確實掌握健康的關鍵。

發明家愛迪生也曾說過：「未來的醫師不需用藥。」大部分的藥雖可治病，但也可能傷身，透過養生方法增強健康才是智者之舉。

一九九六年世界衛生組織（WHO）在《迎接二十一世紀的挑戰》報告中指出：

「二十一世紀的醫學，不應繼續以疾病為主要研究物件，而應當以人類健康作為醫學研究的主要方向。」ＷＨＯ調查認為，即使是一流的醫療設備，一流的醫療水平，現代醫療對人類健康、壽命的影響力只占百分之八；其餘的百分之九十二，除了遺傳、氣候、社會等因素各占一小部分之外，生活、心理狀態等個人因素則占了百分之六十。可見發掘自我痊癒能力，乃是人類獲得健康的最重要途徑。

生了病前往醫院診療，身心都備感痛苦，即使平日有些小病小痛，如腰酸背痛、失眠、頭昏頭痛、體力衰弱、精神不振等，雖然尚未達到必須上醫院的程度，但卻造成生活品質不佳，這種能量失調的疾病求醫診治常無法獲得徹底改善，唯有依靠自己養生保健。

現代人有病就上醫院，一切治療、用藥皆由醫生和護士包辦，不須自己費事；但是練功卻得全靠自己，他人無法代勞，健康是不可能不勞而獲的。每個人都曾到過醫院探望病人，看到別人痛苦自應心生警惕，平日必須注意鍛鍊身體，強化身體的自癒力，才能避免疾病的威脅。

明代名醫汪昂畢生鑽研醫理，其著作《本草備要》、《湯頭歌訣》等書已成為中醫必修教材，但他卻極力提倡不服藥的防病治病的氣功，他寫《勿藥元詮》一書的目的，在於「使人知謹疾而卻病，不猶勝於修藥而求醫也乎」，說明了自療預防勝過尋求醫療的道理。

醫療費用相當昂貴，包括病況諮詢、手術及檢驗費用、長期住院治療及護理等，都會造成龐大的經濟負擔。醫院天天人滿為患，許多人每天必須服用多種藥物，這些藥物還會引起副作用，對身體造成長期的損害。練習氣功是一種最有效、最方便的養生運動，如能大力推廣，將為人類帶來莫大的益處。練氣不費分文，只須持之以恆的練習，自然可以強化身體的免疫力，健康延年。

誠如黃元吉在《樂育堂語錄》一書中說：「是知榮華美景，即到帝王將相，不知修性立命，還不是日積日深，惟耗散其真元而已。」每個人的一生，憑藉自己的才能與努力各有不同的際遇，有些人擁有成功的事業，有些人獲得崇高的地位或學問，有些人賺得億萬的家財可以住豪宅、開名車，但是，如果我們不懂得養生保健，哪一天失去健康的時候，這些物質上的成就終將成為鏡花水月。健康是用金錢買不到的，每天撥出半個鐘頭的時間，徹底的將思緒歸零，在清靜的身心狀態中，一絲不苟的練習「養生三招」，日久天長，將為您帶來意想不到的收穫。

最後，本書要以清代名醫葉天士的一段話做為結束。葉天士於一六六七年生於江蘇吳縣，他醫術精湛，名滿天下，並極力提倡氣功治病，他說：「用元功經年按法，使陰陽交，而生生自振。徒求諸醫藥，恐未必當。」每個人最好都能夠長年練功，使體內興起陰陽生化作用，以供給身體生生不息的能量，這才是務實的養生之道，若一心只盼依賴醫藥而獲得健康，恐怕會令人失望。

國家圖書館出版品預行編目資料

內經呼吸養生法 / 湛若水著；-- 初版. -- 臺北市：商周出版：家庭傳媒城邦分公司發行, 2023.06.
面； 公分. -- (商周養生館；70)

ISBN 978-626-318-714-6(平裝)

1. 內經 2. 呼吸法 3. 氣功 4. 養生

413.11 98008034

「線上問卷回函」

商周養生館 70

內經呼吸養生法（暢銷紀念版）

作　　者 / 湛若水
企畫選書人 / 彭之琬

版　　權 / 吳亭儀、江欣瑜、林易萱
行銷業務 / 周佑潔、黃崇華、賴玉嵐
總 編 輯 / 黃靖卉
總 經 理 / 彭之琬
第一事業群總經理 / 黃淑貞

發 行 人 / 何飛鵬
法律顧問 / 元禾法律事務所 王子文律師
出　　版 / 商周出版
台北市104民生東路二段141號9樓
電話：(02) 25007008 傳眞：(02)25007759
E-mail：bwp.service@cite.com.tw
發　　行 / 英屬蓋曼群島商家庭傳媒股份有限公司 城邦分公司
台北市中山區民生東路二段141號2樓
書虫客服服務專線：02-25007718；25007719
服務時間：週一至週五上午09:30-12:00；下午13:30-17:00
24小時傳眞專線：02-25001990；25001991
劃撥帳號：19863813；戶名：書虫股份有限公司
讀者服務信箱：service@readingclub.com.tw
城邦讀書花園：www.cite.com.tw
香港發行所 / 城邦（香港）出版集團有限公司
香港灣仔駱克道193號東超商業中心1樓_ E-mail:hkcite@biznetvigator.com
電話：(852) 25086231 傳眞：(852) 25789337
馬新發行所 / 城邦（馬新）出版集團【Cite (M) Sdn. Bhd.】
41, Jalan Radin Anum, Bandar Baru Sri Petaling,
57000 Kuala Lumpur, Malaysia.
Tel: (603) 90578822 Fax: (603) 90576622 Email: cite@cite.com.my

封面設計 / 李東記
版型設計 / 洪菁穗
繪　　圖 / 謝文瑰、陶一山（165頁）
印　　刷 / 韋懋實業有限公司
經　　銷 / 聯合發行股份有限公司
新北市231新店區寶橋路235巷6弄6號2樓
電話：(02)2917-8022 傳眞：(02)2911-0053

■2009年 6 月 4 日初版
■2023年 6 月 1 日三版
定價320元

Printed in Taiwan

城邦讀書花園
www.cite.com.tw

ISBN 978-626-318-714-6
eISBN 9786263186842 (EPUB)